急诊室的故事（修订版）

学做
内科急诊
医生

王津生◎著

基础篇

U0265505

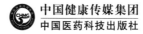
中国健康传媒集团
中国医药科技出版社

内 容 提 要

　　本书详细讲解了急诊工作的基本理念、学习方法和工作方法，并通过大量的病例和事例讲解了如何在这些基本理念、学习方法和工作方法的指引下学好和做好急诊工作，成为一个优秀的急诊医生。为了使青年医生尽早地选择专业发展方向和开始向着急诊专家的方向迈进，本书做了很多启发和引导。书中还讲授了很多临床带教的理念、方法和实例。全书思想深刻，理念先进，内容丰富，讲解明白，叙事生动，立论严谨，论辩犀利，非常适合青年医生和临床带教医生阅读。

图书在版编目（CIP）数据

学做内科急诊医生 . 基础篇 / 王津生著 . — 北京：中国医药科技出版社，2022.12
（2024.9 重印）
（急诊室的故事）
ISBN 978-7-5214-3062-2

Ⅰ . ①学…　Ⅱ . ①王…　Ⅲ . ①内科—急诊　Ⅳ . ① R505.97

中国版本图书馆 CIP 数据核字（2022）第 026435 号

美术编辑　　陈君杞
版式设计　　也　在

出版　**中国健康传媒集团** | 中国医药科技出版社
地址　北京市海淀区文慧园北路甲 22 号
邮编　100082
电话　发行：010-62227427　邮购：010-62236938
网址　www.cmstp.com
规格　710 × 1000 mm $\frac{1}{16}$
印张　16 $\frac{1}{2}$
字数　287 千字
版次　2022 年 12 月第 1 版
印次　2024 年 9 月第 2 次印刷
印刷　北京京华铭诚工贸有限公司
经销　全国各地新华书店
书号　ISBN 978-7-5214-3062-2
定价　**59.00 元**

获取新书信息、投稿、
为图书纠错，请扫码
联系我们。

版权所有　盗版必究
举报电话：010-62228771
本社图书如存在印装质量问题请与本社联系调换

前　言

你是刚入职的急诊医生，因为急诊室里的急诊与大学教科书上的急诊有很大不同，你想干急诊，你就得再学习。这本书就教给你在急诊室里怎么学急诊，怎么干急诊。

你刚开始做临床带教老师，正在对刚入职的急诊医生和正在接受"住院医师规范化培训"的医生进行内科急诊临床带教，这本书就教给你怎么临床带教。

你不是急诊医生，而是其他科的青年医生，但是因为这本书讲授的内容非常丰富，其中很多内容你成长中也需要，所以你也能从此书中获益。

《急诊室的故事：学做内科急诊医生》第一版于2003年出版后，我继续研究急诊医生的临床带教，取得了一些新成果。为了把这些新成果介绍给青年医生，我重新撰写了这本书。

此次修订将本书分为基础篇和实战篇两册，共八编四十三章。

基础篇的第一编，讲基本理念，是全书的精髓；第二编，讲学习方法，是全书的重点；第三编，讲工作方法，是全书又一重点；第四编，讲人文精神、实践精神和批判精神，是未来优秀人才的一个"生长点"；第五编，讲急诊管理，一方面使青年医生尽快适应急诊这个高度集约的诊疗工作，另一方面也为他们日后走上管理岗位做出铺垫，这是未来优秀人才的又一个"生长点"。

实战篇的第一编和第二编，讲十四类内科急症和三类非内科急症的急诊室诊断和急诊室处置，以此进一步具体地讲授怎么学急诊、怎么干急诊和怎么临床带教；第三编，讲急诊医生的自我保护，即怎么避免医患冲突、怎么化解医患冲突。这是本书的一大"热点"，也是本书对青年医生的一大"爱点"。

为了使那些基本理念、学习方法、工作方法和带教方法中所出现的大量的新观点能给青年医生留下深刻的印象，本书还讲了89个急诊病例和39个急诊事例。这些病例不是住院部医生写的那样的大病历，而只是针对其前面的某个观点给出的一个实例。限于篇幅，大多数病例的治疗部分，只简述治疗原则，不详述具体的治疗方法。

为了引起青年医生对学习和工作中很多要点的警觉和注意，本书还给出了很多"急诊警句"和"急诊格言"。

为了使青年医生掌握本书的精髓，本书还给出了很多急诊的"新理念"和"新概念"。

相较第一版，本书能够使新入职的青年医生更快地成为一个能够独立工作的、优秀的急诊医生。

当初本书第一版的主要目标，是使刚入职的急诊医生能够尽快地独立工作。而此次修订则增加了一个目标：对已经能够独立工作的急诊医生以后怎么进一步提高自己的诊疗水平、怎么尽早选择和决定自己专业发展的方向，从而尽早成为急诊领域某一方面的青年专家，做了很多启发和引导。

本书第一版已经在内科急诊临床带教的理念和方法上做了大量的阐述、传授和示范带教，此次修订在这三方面有了很大的加强、加深和提高。其中在阐述和传授时增加了一些师生间的问答、思辨和辩论。

本书还尝试了用中国传统的优秀文化以及哲学、逻辑学、系统论、运筹学、决策论、心理学和社会学，来培养青年医生的人文精神，为其将来能够成为急诊某一领域的杰出人物做出精神铺垫。

王津生

13821076505@163.com

2022 年 11 月于海南黄流

新理念　新概念

◎ 急诊之心
◎ 急诊的定义
◎ 急诊的本意
◎ 急诊的预防为主
◎ 小急诊／大急诊

◎ 急诊风暴
◎ 急诊警句
◎ 急诊闪击战
◎ 医警结合

◎ 急诊室里的医学
◎ 急诊室诊断
◎ 急诊室处置
◎ 急诊室处置的设计

◎ 急诊医生的"三快工作 十项注意"
◎ 急诊医生的"四能"
◎ 医源性急症
◎ "阴"性体征
◎ 急性中毒的互联网紧急咨询

◎ 急诊五字诀
◎ 急诊室工作法的一字真言
◎ 五字学习法
◎ 观察力磨炼法

◎ 急诊教育的"不正规内容"
◎ 认病的两条途径
◎ 抓练习操作机会的五个诀窍

◎ 追踪观察
◎ 旁观观察

◎ 急诊室的"三快工作法"
◎ 观察室工作法
◎ 抢救用品的应急管理法
◎ 人盯人带教法

◎ 同步查体法
◎ 快速身体检查法
◎ 心脏骤停"5 秒诊断法"
◎ 心脏骤停"第一复苏术"
◎ 颈总动脉的寻找方法
◎ 声门裂的寻找方法
◎ 救命三术
◎ 退热四法

◎ 危险意识
◎ 救援意识
◎ 意外意识
◎ 濒危意识

◎ 低血糖昏迷面容
◎ 心脏骤停面容
◎ 发热病容
◎ 面相

◎ 症征不称
◎ 症状夸张
◎ 四无昏迷
◎ 复合式自杀

◎ 查房就是"查变"
◎ 查房的三项工作
◎ 观察室查房五特点
◎ 自己查房六注意

◎ 零候诊
◎ "快接诊"的新内容
◎ 急诊室值班医生的最佳状态
◎ 三虚以待
◎ 慢病快看
◎ 单刀直入式的问诊

◎ 发现心肌梗死的法宝
◎ 诊断腹腔内出血的法宝
◎ 诘问自杀者用药史的法宝
◎ 诊断疑难病的法宝
◎ 发现医源性低血糖的法宝

◎ "初断导向"的检查程序

◎ "症征导向"的检查程序

◎ "常见病在先"原则
◎ "危险病在先"原则
◎ "急者先治"原则
◎ "全面铺开"原则
◎ "一步到位"原则
◎ "离观"四原则
◎ "重病先查"原则
◎ "不明先查"原则

◎ 急诊医生的心理障碍 1
◎ 急诊医生的心理障碍 2
◎ 急诊医生的心理障碍 3

◎ 急诊医生的厌恶心理
◎ 心不静和静心之法
◎ 腹式深呼吸镇静法

◎ 急诊医生的冲突情绪
◎ 掩盖不良情绪的秘诀

◎ 急症病家的反常心理
◎ 急性酒精中毒者的心理
◎ 健康马大哈

◎ 干事快捷的素质
◎ 优秀急诊医生的更高标准
◎ 化解医患冲突的预案

♥ 目录

第一编　基本理念

学做内科急诊医生，应该学些什么呢？

当然是那些理论、知识、技术、器械和设备。但是你要知道，这些东西仅仅是你手中的武器；如果仅有这些武器，你并不能把急诊工作做好，更难成大器。因为武器是由人操纵的，而人是由灵魂支配的，灵魂高于武器。

那么何为急诊医生的灵魂呢？

就是急诊的"基本理念"。所以我说：

学习急诊，万绪千条。

基本理念，第一重要！

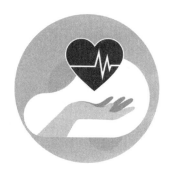

想学急诊　先正己心

第一章　急人之危　急人之痛

为什么学急诊要"先正己心"呢？

急诊医生的心，应该是颗什么心呢？

别忙，你先弄清楚什么是急诊。

第一节　学习急诊的捷径

弄清楚"什么是急诊"，是学习急诊的一条捷径。

我初学时也不知道这是一条捷径。如饥似渴地学了很多理论、知识和技能，可还是干不好。我想可能还有一个东西没学到，这个东西能使我更好地操纵那些理论、知识和技能。

后来有一天值夜班，非常难得，急诊室里竟然空无一人，寂静中我突然想起这样一些问题：

我现在所从事的这项工作，为什么我们的医学前辈名之为"急诊"？

在数以万计的汉字之中，我们的医学前辈为什么单单选用了"急"字，而不选用其他含义相近的字，比如"快""速"和"迅"？

在英美，这项工作被名之为"emergency"，那么这个英语单词与我们的"急"字，在概括这项工作的特点上，孰优孰劣？

这些问题在我脑海中萦绕多日，及至后来找到了答案，我眼前就豁然开朗，一时知之恨晚！

答案是什么呢？

暂且不表，留待第七节解答，先说说我是怎么找到答案的。

答案最终得来，是因为我依次思考了以下五个问题：

1. 急诊病人的病情，有何特点？

2. 急诊的工作目的，有何特点？

3. 急诊的工作目标，有何特点？

4. 急诊医生的工作能力，有何特点？

5. 急诊的定义是什么？

思考结果分述如下。

第二节　病情特点

1. 突发　突然发病：原来健康，突患急症；原有慢性病，突然病情加重，或突患并发症。这是一个重要特点。其他科的病人常常是自觉患病多日，甚至累月经年才想起就医，而急症病人则是发病即就医。

2. 痛苦　病症使人身心痛苦，不堪忍受，必欲迅速除之而后快。这是又一个重要特点。非急症病人，或有病而无痛，或有痛但尚能忍受；而且有些人能忍受多日，甚至累月经年才来就医；来到医院，又可以在诊室之外很有耐心地静候你很久而无怨。而急症病人则不然，他们不避风雨，不择昼夜，不期而至；而且一到你面前，不管你是忙是闲，就一脸苦相，甚至大呼小叫地让你快接！快诊！快治！快好！

3. 危险　不仅痛苦，而且病人的健康正遭受严重损害，甚者即将死亡，更甚者已经呼吸心跳骤停！这是一个最重要的特点。这种病人及其家人，不管你医术高低、年资深浅，他们都要你立即拿出诊断，做出处置，而且还要你的处置立即奏效。

4. 易恶化　病情容易恶化：眼下尚可的，不旋踵即险象环生；非常严重的，一转瞬就不可收拾。总之，在发生急症时，病人的内环境陷入极不稳定的状态，会有很多变数，会向着坏处发展。

第三节　目的特点

病情有如许特点，急诊的"工作目的"，就要与之切合：

1. 解除痛苦　有明显痛苦者，要解除其痛苦。

2. 逆转危局　病情正在向着危险方向变化者，要逆转其变化。

3. 挽救生命　生命垂危者，要挽救其生命。甚至已经呼吸心跳骤停者，也要挽救其生命。

也就是说，急诊医生的工作目的必须十分明确，他手中那把利剑的剑锋始终要直指病人的紧急情况，最终要解除痛苦，逆转危局，挽救生命。

第四节　目标特点

"目标"是"目的"的导航物，也就是说，你想达到终极的目的，就必须先到达眼前的目标。因此，急诊的"工作目标"，也应该有其相应的特点：

1. 诊断迅速。

2. 处置迅速。

3. 缓解迅速。

也就是我们只有做到了"诊治快捷"和"奏效快捷"，才能"解除痛苦，逆转危局，挽救生命"。当然，"快捷"是各科诊疗活动的共同目标，但是急诊对"快捷"有更高的要求，其中的危险病人对"快捷"有极高的要求。比如心脏骤停，它对诊疗速度的要求，甚至以"秒"来苛求！可以说，急诊工作是快捷的诊疗工作；快捷性，是急诊工作不同于其他诊疗工作的最突出的特征。所以，不够快捷的急诊工作，不是真正的急诊工作；不能做到快捷诊治和快捷奏效的急诊医生，不是真正的急诊医生。

若以一言概括急诊工作目标的特点，无他，"快"而已矣。

第五节　能力特点

既然急诊工作目标的特点是"快"，那么急诊医生"工作能力"的特点也是"快"：

1. 能迅速接诊。

2. 能迅速诊断。

3. 能迅速处置。

4. 能迅速奏效。

可以说，这四种能力是急诊医生不同于其他科室医生的最重要特征。

如果你工作起来磨磨蹭蹭，黏黏糊糊，拖泥带水，做不到"四能"，那你就不能算是个真正的急诊医生。

第六节　急诊的定义

至此，可以给急诊下定义了。

所谓急诊，就是对突然发生的、大感痛苦的、病情危险的或病情极易恶化的病人，迅速接诊，迅速诊断，迅速处置，并使病情迅速缓解的诊疗工作。

这个工作，在中国，名之为"急诊"；在英美，名之为"emergency"。

第七节　"急"字之解

我在第一节里提出了两个问题，即我们的医学前辈当初在给这份工作命名时，为什么选用"急"字？以及"急"与"emergency"孰优孰劣？但是其答案当时"暂且未表"，现在可以给出答案了：

在英美，他们把这项工作名之为"emergency"，是肤浅的。因为"emergency"是突发事件的意思，所以他们选用这个字，仅仅描述了这项工作所面对的"病人"的特点，即病人突然发病和突然到达医院；却没有揭示"急诊工作本身"的特点，即快接诊、快诊断、快处置和快缓解，也没有揭示怎么才能快接诊、快诊断、快处置和快缓解，更没有揭示急诊的人文内核。

而我们的医学前辈选用了汉字的"急"字，则全部概括了急诊工作的这四个特点。

不仅如此，一个"急"字还揭示了怎么才能做到快接诊、快诊断、快处置和快缓解。因为古人当初造"急"字时，在其下放了一个"心"字，表明"急"是人的一种心态，一种必欲迅速做成某事的心态。也就是说，你只有有了这种心态，你才能够做到快接诊、快诊断、快处置和快缓解。

我们的医学前辈对汉字的深刻理解和准确运用，真让人钦佩啊！

第八节　急诊之心　不忘初心

不仅如此，这个"急"字还揭示了隐藏在这项工作最深处的人文内核，即你要想拥有这种心态，你必须先有一颗急人之危和急人之痛的心：

第一，对不幸突然罹病者所遭受的身心痛苦和面临的生命危险，要给予极大的悲悯和怜惜。

第二，对病人迫切希望从痛苦之中迅速解脱、从危险之中迅速逃生的要求，要给予最大的满足。

第三，要把突然罹病者的痛苦、危险和要求，时刻放在我们的心上。

以上，我称之为**"急诊之心"**。

很久之前，当急诊工作像一个赤子一样刚刚诞生时，我们那些可敬的前辈们给它起了这样一个名字，是希望它今后一生对急症病人都不改这个"急人之危和急人之痛"的初心。

可是今天，急诊医学从理论到技术较当初都大为先进的今天，这个初心怎么样了呢？

孔子说："心正而后身修。"（《大学》）即你的心放正了，才能学到治国安邦者所需要的那些品行和技能。

同理，你学急诊，首先也得把你那颗心放正了，别放在别的地方，要放在急人之危和急人之痛上；而且今后不管到了什么时候，也不忘这个初心。这样，你现在学习，才能学好；将来工作，才能做好；做到最后，你才有望"登堂入室"，有望成为急诊大家。

想学急诊，先正己心。

切切为记！

素质　良心　灵魂　○

第二章　危险意识　救援意识　意外意识

仅仅"急人之危和急人之痛"还不行，你想做好急诊工作，就还必须有一个正确的、健全的和智慧的思维。这一章我只讲其中的三个——危险意识、救援意识和意外意识，其他留待其后。

第一节　危险意识

急诊医生的危险意识，是急诊医生对急症病人和急诊工作所存在的危险性的认识，即"知其危险"。这个认识有两方面的内容：

1.病人危险　比之其他科，急症病人受到严重损害的可能性更大，所以急症病人比其他科病人的情况危险。

2.诊疗容易失败　比之其他科，急诊的诊疗更容易遭遇失败，而且常常是短时间内就彻底失败（病人猝死）。

下面分而述之。

第二节　病人危险

急症病人的危险表现在：

1.病情危险　相当一部分急症病人在发病之初就遭受了巨大痛苦或严重损害，甚至遭到致命损害，更有甚者，一发病就心脏骤停、呼吸骤停。

又有相当一部分急症是原有的慢性疾病的恶化或并发症，这些病人平时的健康状况就很不好，所以一旦发生急症，他们的病情就更危险。

2.到院太迟　急症突发，而且症状明显，这本来应该促使病人迅速到院就诊；但其实不然，很多急症病人到院太迟，给诊断和救治都带来很大困难，甚至有时诊断和救治未及实施，病人就已死亡。

到院太迟的原因与急症的突发性有关——病人在毫无准备的情况下，在意想不到的时间和地点突然发病，会给病人到院就诊造成很多困难。比如，在夜间，在人迹罕至的地方，在恶劣的气象条件下，在严重的天灾或人祸时发病；在身边无人时发病，又恰好没有通讯工具，或虽有通讯工具但不能拿到，或能拿到但不能使用；发病时虽然身边有人，但是难以召集到足够的护送到院的人手，难以找到交通工具，等等。

3. 迅速恶化　　当然，有相当一部分急症是自限性疾病，发展到一定程度可不治自愈。但是还有一部分是非自限的，它们会不断发展下去，而且还会发展得越来越迅速、越来越严重。

第三节　诊疗容易失败

一、诊断失败

（一）误诊

急症的病情特点，使急诊医生没有足够的时间来询问、检查、化验、推理和判断。而且急诊是一种最无序的诊疗工作，常常会有几个急症病人接踵而至，甚至蜂拥而至，这时医生的诊断时间会更短暂。而当病情迅速恶化时，医生还必须立即结束诊断转入抢救。这就使得急诊的诊断常常下得仓促。即使病情不重，或候诊病人不多，急诊医生的诊断时间也比其他科医生短。

而且也是由于急症的上述病情特点，常常导致急诊医生的头脑难以冷静。**因为急诊是一种最情绪化的诊疗工作。**

何以言之呢？

首先，急症病人可怕的症状和体征，痛苦的表情、诉说、呻吟和呼喊，会波及和影响他身边每一个人的情绪。

其次，急诊医生对病人的安危和生死负有道义上的和法律上的"全责"，病人、家属乃至社会舆论都一致认为你是急诊医生，你就应该能够成功地救死扶伤。但是，急诊工作其实常常受到种种不良因素（病情严重、到院太迟、病史不清、医护人手不足、诊疗设备不足……）的影响，而这些不良因素又是医生所不能完全摒除的，所以，**急诊其实是一种"成败利钝最难逆料"的诊疗工作。**在这个矛盾之中，若非久经沙场的急诊老将，其情绪难能一波不兴。

再次，最能被急症病人的病症掀起情绪波澜的人，是那些急急慌慌、风风火火地护送病人到院就医的亲人、朋友。他们此刻会忘乎人间的一切理智、规矩和准则，而把急于求诊、急于求救和急于获救的情绪，怒涛一般地统统泼向急诊医生，若非久经沙场的急诊老将，其情绪何能一波不兴？

又次，很多急症病人一到诊室就已经病情危重，甚至非常凶险，而且还在不断恶化，此刻，急人之危的做人良心，救人危难的职业责任，"只能治好，不能治坏"的社会舆论和传媒舆论，这一切都统统压向急诊医生，若非久经沙场，其头脑何能冷冷静静？

最后，**急诊室是医院里最无序的一个科室**：在就诊的高峰时段，急诊室是医院里最拥挤、最混乱、最嘈杂、最喧嚣，甚至是最汹汹的科室。一个急症病人常常有几个甚至十几个人陪护。这些人因为求诊、求救、求愈心切，常常会在一旁催促医生快接、快诊、快治、快愈，甚至还会恶言恶语地威胁和恫吓医生。而当几个危险性急症病人蜂拥而至，到处都在呻吟、到处都在呼救、到处都在催促时，急诊医生就是久经沙场，也难能冷静。

总之，时间，时间不能充裕；头脑，头脑不能冷静，其诊断怎么能够确保无误？

因此，初学者要清醒地知道：**急诊的误诊可能性比其他诊疗工作高！**

（二）漏诊

在我学医的年代，我的诊断学老师和我的临床上级医生总是提醒我，在诊断时，要尽量用一个疾病来解释病人的所有症状和体征。我称这种诊断思维为**"一元论诊断"**。

这种诊断思维不无道理。但后来我经验多了，就发现它有失偏颇。因为病人常常同时有几种疾病在身，你以一元解之，就是以偏概全。

尤其是老年人，"一人之身，而多病之所杂处"，这是非常普遍的现象，也是尽人皆知的生活常识。但是在急诊室里，我们有些急诊医生却常常忘记。

为什么会忘记呢？

这是因为急症病人总是以一个最令他痛苦不堪的病症到院就医的。于急症病人，这个病症最令他痛苦难当，所以他就"只言此症而不言其他"；于急诊医生，这个病症最突出抢眼，所以他就"只见此症而不见其他"。加之病情紧急，常常需要尽快结束诊断而转入救治，急诊医生就更容易满足于已经做出的初步诊断而不再寻找其他诊断了。

因此，初学者要清醒地知道：**急诊的漏诊可能性比其他诊疗工作高！**

不过有人会说，病人虽然多病在身，但现在只是一病加重，漏掉其他，当不会有何大碍。

不对。因为人是一个整体，各种疾病互相影响，在诊断时要把病人当作一个整体来研究。这个诊断思维我称之为**"一体论诊断"**。

按照"一体论诊断"的观点，既然数病一身，那它们必然互相影响，尤其在突发急症时，互相影响更大。你所漏掉的这个疾病可能眼下无足轻重，但是过一会儿它就可能粉墨登场，成为主角，让你猝不及防。

（三）迟诊

所谓"迟诊"，就是做出诊断所用的时间过长。

多长才算迟呢？

长短因病而异，只要做出诊断所用的时间过长，拖延了之后的救治活动，以致病人或死或伤，就是迟诊。

可是急诊的诊断会遇到很多意想不到的困难：有的病人意识障碍又无人陪伴，以致无法问诊；有的在夜间到院，而辅助检查科室夜间又恰好无人值守，以致辅助检查不能进行；有的带钱不多，甚至身无分文，以致辅助检查不能进行，等等。

因此，初学者要清醒地知道：**急诊的迟诊可能性也较其他诊疗工作为高！**

（四）失诊

所谓"失诊"，就是直到病人离院或死亡，也未能做出诊断。由于病情严重、到院太迟、变化迅速，以致诊断未及做出，病人就转院或死亡，这种情况很多。

因此，初学者要清醒地知道：**急诊的失诊可能性也较其他诊疗工作为高！**

二、处置失败

本书的"处置"，特指在得出诊断或初步诊断之后，或虽经讯问和检查但仍未得出诊断时，急诊医生对病人的处理，共十项：

①抢救；②会诊；③应急治疗；④留治；⑤留观；⑥治后离院；⑦带药离院；⑧住院；⑨转科；⑩转院。

急诊处置种类繁多，无法尽述，在此只讲抢救、应急治疗、留治和留观的失败可能。其他则留在以后的章节结合病例分别讲述。

处置失败，形态有五：

（一）处置错误

即用药错误或操作错误，以致病情恶化。

首先，在决定做何处置时，急诊医生常常没有足够的时间权衡利弊，不得不仓促决断，有时我们必须在诊断之后几分钟甚至几秒钟就做出处置，这是处置发生错误常见的原因。

此外，急诊室的拥挤、混乱、嘈杂、喧嚣和汹汹，医生的高度紧张、巨大压力和疲劳值班，以及处置的仓促实施，这一切有时会"鬼使神差"般地使一个本来完全知道应该如何正确处置的医生，做出了完全错误的处置。比如左侧胸腔积液却右胸进针穿刺放液，比如静脉注射高渗葡萄糖却误注射氯化钾。

（二）处置失当

即处置不足或处置过度，以致病情恶化。

病情紧急，急于求成，处置容易过度。而病情危重、复杂、诊断不明，或拟行的处置有负面效应，常使医生畏葸不前，处置则容易不足。

（三）处置决断延迟

即医生迟迟未能决定做何处置，以致病情恶化。

迟迟不决的原因，有时是由于诊断不明确，以致无法决定；有时是由于有多个处置可供选择，或拟行的处置可能有负面效应，以致权衡利弊过久。所以急诊医生处置决断延迟的可能较其他科大。而且由于急症病人的病情危重，一旦处置决断延迟，给病人造成的损害也较其他科大。

（四）处置实施延迟

即已经决定做某项处置，但是未能及时实施，以致病情恶化。原因有二：

1. 人的原因　处置需要人手，但是急诊室恰好是一个人手永远不足的科室。病人多、医生少，是急诊室永恒的矛盾。

2. 物的原因　急诊室里病人多、抢救多，急诊用品就容易用尽、丢失和损坏，起码也是容易失去其最佳的备用状态。所以急诊医生做出处置决断之后，不一定能立即拿到急诊用品，拿到了也不一定能立即使用并迅速起效。

（五）处置失却

即处置已经决断，但是直到病人死亡或转出，处置也未能实施。这其实是"处置实施延迟"的一个极端情况。最常见的原因是急诊用品缺失。急诊用品缺失导致病人死亡的事并不罕见，请看第十章第五节的【病例12】为时已晚！

第四节　仅有危险意识不够全面

充分认识急诊工作的危险性，对急诊医生是重要的；但是如果只认识到急诊工作的危险性，却又会对急诊医生产生很多负面效应：

1.只看到急症病人的高危险性，会使急诊医生感到自己正在救治的这个病人，其实救治无望，于是不去全力抢救而只做做样子敷衍病家，或者不坚持抢救而过早放弃。

2.急症救治的成败，一方面取决于医生的救治，另一方面还取决于病情的轻重和到院就医的早晚，因此，人们普遍认为：在接诊之后病情恶化或者死亡的事件中，病情越重、病人到院越晚，医生的责任就越小。这样，如果只认识到急症的危险性，就会使医生感到自己对病人应负的责任变小，因此会有胆量不去积极救治危重病人。因为一旦病情恶化或死亡，医生可以用病情太重和（或）到院太晚来开脱自己的责任。

3.急诊的诊断和处置容易失败，一方面与急症的突发性、危险性和易恶化性有关，另一方面还与医生的诊断和处置的能力不足有关。如果只认识到前者，医生也会感到自己应负的责任变小。急诊医生的责任心，是急诊医生应该具有的重要品质。而片面地认识急诊工作的危险性，就会削弱急诊医生的责任心，急诊医生就不会努力增加学识、改进工作，不会力争诊断和处置的成功。

综上所述，危险意识固然重要，但是一个急诊医生如果仅有危险意识，那他的思维就不健全。

第五节　救援意识

仅有危险意识不健全，那么还得有什么意识才算健全呢？

首先，要认识到急症病人既是危险的，又是可救的：

急症虽然危险，但是我们有急诊医学，只要及时给予正确的救治，病情就会缓解和好转；何况急症病人之中有相当一部分平时健康，甚至很健康，有很多还是青壮年，他们偶然发生的急症可逆转性很大；又何况急诊医学还在不断进步，急症的诊断正在变得更容易、更迅速和更准确，救治也变得更有效：所以急症病人是可救的。概言之："知其可救"。

但是仅仅"知其可救"，仍然不够。因为一个医生知其可救，并不能保证他就一定施救，或一定积极施救，或一定真的积极施救（其原因，留待第七节讲）。

所以对急诊医生来说，"知其可救"很重要，而"积极施救"更重要！

"救援意识"是急诊医生对危险性急症的认识，这个认识有两方面的内容：

1. 知其可救 在现代急诊医学的面前和掌握了现代急诊医学的急诊医生面前，每一个危险性急症病人，只要不是绝症，都是可救的，甚至连心脏骤停病人都还有一线生机。

2. 积极施救 救死扶伤是急诊医生的天职，对每一条垂危的生命都必须施救，因此要不顾个人安危、不计个人得失，十分迅速、全力以赴和坚持不懈地施救。

第六节　意外意识

好了，我已经有了很强的危险意识和救援意识了，这样，我的急症病人就都能获救、都能安全了吧？

意外

还不能，因为这两个意识仅仅在你意料之内的那些事情上才能发挥它们的作用；而急诊工作还有很多你意料之外的事情，它们会在你的感知之外和你的思维之外悄悄发生，然后突然狙击你手里的病人，使他们或病情恶化，或死亡。因为这一切，医生事先未曾想到，所以我称之为"意外"。

意外是怎么发生的

"意外"的要害是医生"未曾想到"。那么，医生怎么会"未曾想到"呢？

急症病人的病情恶化和死亡，原因有三：

1. 病情本身的自然变化。

2. 医生、护士在诊疗中，以及病人陪伴者在陪护中，所发生的差错、失误和失当。

3.医生、护士、病人和陪伴者以外的不良事件。

一般来说，急诊医生对危险性急症的病情恶化和死亡，应该是能够事先想到的，但是如果把危险性急症误诊为"非危险性"急症，医生就会"未曾想到"了。

某种急症在自然状态下的恶化和死亡作为一个医学概念，急诊医生不会不知道；但是对于患有该急症的一个具体的病人，在某种特殊时间、地点和条件下，医生事先就会"未曾想到"。

一般来说，医生、护士的诊疗活动中，以及病人陪伴者的陪护中差错、失误和失当的发生是有规律的，因此从理论上讲，是能够预防的；但是有些医生对这些规律不甚了然，或者虽然知道，但在急诊工作中因为匆忙和紧张，就忘却或忽略了。至于那些医生、护士、病人和陪伴者以外的不良事件，则纯属祸从天降，医生事先根本想不到。

引发病情恶化和死亡的原因如此之多；急诊室和观察室里如此拥挤、混乱、嘈杂和汹汹；急诊工作和观察工作如此千头万绪；病人如此众多，而值班医生却只有一个。这一切就使得一个急诊医生的思维容易顾此失彼，容易"未曾想到"。而你"未曾想到"，那你事先就不会做出防范和干预，于是病情恶化和死亡就会出乎意料地在你面前突然发生。

所以，**急诊是"高意外的工作"**；而这些"意外"，就使本来已经危机四伏的急诊工作，险上加险。

意外意识

"意外意识"是急诊医生对急诊工作高意外性质的认识，这个认识有两方面的内容：

1.急诊工作中的意外事件发生率高，使本来已经危机四伏的急诊工作险上加险。

2.要时时处处谨防意外事件的发生。

谨防意外

第一，了解规律。即了解意外发生的既有规律。这些规律是一代又一代急诊医生早已摸索出来的。

第二，摸索规律。即摸索前人未曾发现的意外发生规律。

第三，时刻提防。在这些规律的指导下，提高警惕，当发现有发生意外的可能时，立即采取预防和干预措施。

下面我讲几个意外发生的既有规律，以及怎么在这些规律的指导下预防和干预意外的发生。

一、差错

差错在所难免，但有的差错会要人命，一旦出了就不得了！

急诊是快速的诊疗、紧张的诊疗，急诊室是拥挤的地方、混乱的地方，所以急诊医生就容易出差错。比如药名写错了，药品剂量小数点的位置点错了，药品拿错了——想静脉注射葡萄糖，却注射了氯化钾。

预防差错的办法：一要冷静，二要核对。

二、忘记

俗话说"一忙就忘"，而**急诊医生永远都是忙的**，所以急诊医生就容易忘记。比如：

1.应该做的，当时没做，想等会儿再做，可是后来忘了。

2.应该嘱咐的话，当时没说，想待会儿再说，可是后来忘了。

3.忘了常识。这是最不应该的！比如：

女性肚子里除了有胃、肠、肝、胆、胰、脾、肾，还有子宫和附件呢，忘了。于是一个下腹部的急腹症，就没有想到子宫和附件的问题。

生育年龄的妇女会有身孕，忘了。于是给人家用了妊娠禁忌药。

未婚女性也会怀孕，忘了。于是把妊娠反应诊为急性胃炎。

妊娠妇女的检查和治疗都有禁忌，但是忘了面前这个病人是女性、是生育期、可能是孕妇，于是给她做了不该做的检查和不该做的治疗。

女性有两个输卵管，忘了。于是一个妇女发生过一次输卵管妊娠破裂并做了手术；第二次发生输卵管妊娠破裂时，就错误地排除了输卵管妊娠破裂。（实战篇第十六章第二节【病例67】）

女性会有月经，忘了。于是验尿常规前就没问月经，查出来血尿，就以为是肾的问题。

人会同名同姓，忘了。于是就张冠李戴，结果张药李吃，李液张输，甚至两台手术互换：张刀李开，李刀张开。

女人会起一个男性的名字，男人亦然，忘了。结果女针男扎，男针女扎。

有的女人，其相貌、发型、衣着和做派，会一如男性；有的男人亦然，忘了。

如此等等，不胜枚举。

预防办法：

第一，记住这些忘记的实例。再遇到这些情况，这些实例就会提醒你。

第二，该做的，马上做，别拖拉。

三、颠倒

人体是有上下左右的，很多器官又是左右成对儿的。这哪个医生不知道？

可是一到在病人身上做某种诊断操作或治疗操作时，就忘了。结果是上下颠倒，左右颠倒。轻的是"上牙下拔"；重的是左侧胸腔积液，抽液时却右胸进针，病人落得个"左胸水，右气胸"，最后一命呜呼！

预防办法：做某种诊断操作或治疗操作时一定要仔细核对。

四、张冠李戴

两个同名同姓的病人都进入了观察室，那采集化验标本、用药和其他治疗，就都容易张冠李戴。

除了同名同姓之外，两个病人邻床而卧，或长相相似，甚至病名相同，也容易张冠李戴。

以上事情在住院部的病房里很难发生，因为那里的病人一间病房就那么几个，而且一住起码十几天，人熟了就不容易张冠李戴。但是在我们急诊室和观察室则不然，这里的病人如过江之鲫，走马灯一般倏忽而来，倏忽而去，再加上这里的嘈杂、拥挤和混乱，就容易张冠李戴。

此外，只记床号，不记姓名，也容易张冠李戴。因为在观察室，病人换床的事比住院部病房里多。他自己换了，或护士给他换了，你不知道，结果你不就张冠李戴了吗？

预防办法：核对。

五、家属添乱

以上意外都是我们医生造成的。此外，还有一些是病人家属造成的。

观察室的护士比住院部病房的护士少，所以对病人的护理和监督不足，病人家属就会擅自做一些他们认为应该做的事；如果这些事对病人有害，那不就给医生添乱了吗?

比如,连续输两瓶以上液体的病人,在输完第一瓶后,陪伴者为了尽快输完,以便早点儿回家,就会擅自加快输液速度,以致出现恶性输液反应。

其他如在病情不见好转时擅自加大输氧流量、加大服药剂量,偷偷给病人服用甚至注射自认为比医生给的药更为有效的药,都可能发生。甚至还会偷偷请私医、游医、巫医、巫婆和神汉者流前来诊治病人呢。

预防的办法:**永远不要轻信病人家属**,要加强监督,勤于巡视。

第七节　保护良心

危险意识、救援意识和意外意识是急诊医生的"三大意识"。

那么我们有了这"三大意识",急症病人就都能获救、都能安全了吗?

还不能。因为这"三大意识"仅仅是急诊医生对急诊工作特性的认识,这种认识不一定能够变成急诊医生保护病人安全和挽救病人生命的积极行动。因为这些积极行动很累人、很费心,而且有时还很不讨好呢。

要想把"三大意识"变成行动,需要急诊医生的良心!

那么我们的良心怎么样呢?

我在本章第五节讲过有些急诊医生知其危险,又知其可救,但并不积极施救,或不真的积极施救,那就是医生的良心出了问题。

见人危难,立即救援,这本来是人类与生俱来的良知和良能。但是良知和良能容易受到消磨和侵蚀。所以要像保护自己的生命一样地,保护好自己的良心。

怎么保护呢?

这需要潜移默化。每一株幼苗,要想长成一株参天大树去"大庇天下病者",都需要春雨的无声滋润。

那春雨何在呢?

我已经为你准备好了,那就是本书的第四编——急诊人文。

急诊医生　必须有一颗　智慧之心

第三章　诊断思维　处置思维

在前两章，我强调急症病人非常痛苦，情况十分危险，因此急诊医生必须有一颗急人之痛和急人之危的"慈悲之心"。

在这一章，我要强调的则是，急诊工作非常紧急、复杂和困难，因此急诊医生还必须有一颗"智慧之心"。

第一节　智慧之心

"智慧之心"是一种特殊的思维能力。

医生的"思维"就是对病情进行分析、综合、判断、推理。而急诊是一个**"高速度""高流量"**和**"高无序"**的诊疗工作，因此急诊医生的思维就必须快捷、简约和准确。

这就需要了解和遵循急诊诊断思维和处置思维的规律。

诊断思维规律有七：

1."想到"最重要。

2.常见病在先。

3.危险病在先。

4.宁信其有，勿信其无。

5.诊断的假设性和不准确性。

6.推理判断。

7.直觉判断。

处置思维规律有四：

1.急诊处置思维的"三重性"。

2.急者先治。

3.全面铺开。

4.一步到位。

以下分别讲解。

第二节　"想到"最重要

要想知道急诊诊断思维的规律，首先需要知道急诊诊断思维的步骤。

诊断思维三步骤

急诊医生见到病人，通过短暂的观察、询问和倾听，获取了初步的信息之后，是通过三个步骤做出诊断的：

1. 想到　获取了病人初步的信息后，根据自己掌握的诊断学知识，想到病人得的可能是哪个病。

2. 检查　选择并且实施那些最能肯定这个病的检查项目。

3. 判断　根据检查结果，并综合获得的全部资料，判断是不是这个病。

如果发现不是想到的那个病，就重新审视原信息或再获取新信息，然后再想到、再检查、再判断——如此周而复始，直至做出诊断。

"诊断时间"永远不够

完成这三个步骤需要时间，而急诊又恰恰不能浪费病人一丁点儿时间，所以能否缩短这三个步骤所需要的时间，就是急诊诊断最重要的问题。为便于讲解，以下称这个时间为**"诊断时间"**。

平诊和病房医生的诊断时间很充裕，当经过第一轮的"想到、检查和判断"，发现此前想到的疾病不对时，他们完全有时间做第二轮、第三轮甚至更多轮。

但急诊不行，急症病情的突发性、痛苦性、严重性和易恶化性，使得急诊医生手里的诊断时间十分短暂。对于大多数急症，这点儿时间只够做一两轮，对于那些凶险的急症，则一轮都不够。这样，要想在短暂的时间里做出诊断，就应该研究急诊的诊断思维特点。

"想到"最重要

诊断活动其实是一条有着"想到""检查"和"判断"三个环节的思维链条。

在"健康查体"时不需要思维，你就按照体检中心早已制定好的那一套检查项目去干就行了。

但是在临床上，我们不是这样。我们是见到病人，通过短暂的观察、询问和倾听，获取了初步的信息，想到可能是某个疾病之后，才选择和实施某项检查。也就是说，在临床上，我们总是先想到可能是哪个病，然后再选择做哪些检查，简言之：**"先想到，后检查"**。

急诊诊断思维的第一大特点

由于急诊医生的诊断时间十分短暂，这就使得急诊医生必须在第一轮的"想到 - 检查 - 判断"一开始，就准确地"想到"是哪个病。于是"想到"就成了这条诊断思维链条上的第一环，也是最重要的一环，简言之：**"想到"最重要！**

尤其是对那些已经"千钧一发"的病人，为了迅速地得出诊断，迅速地救人于死地，急诊医生第一次就必须准确地"想到"是什么病，这是**急诊诊断思维的第一大特点。**

切切为记！

"想到能力"极其宝贵

急诊诊断思维的这个特点，要求急诊医生必须具有很强的"想到能力"，即只对病人注视片刻，或者再询问和倾听片刻，就能够初步想到他得的可能是哪几个病，甚至就能够准确地想到是哪一个病。这个能力极其宝贵，急诊医生从初学那天开始，就应该努力追求和获得这个能力。

怎么才能获得呢？

第一，必须熟知各种急症的症状和体征。

第二，必须亲眼见到和认真观察各种急症的病人。

第三，必须磨炼自己的观察能力。

关于磨炼观察能力，我将在第九章专门讲解。

第三节 "常见病在先"原则

"想到能力"，有时能使我们准确地想到一个病。但非常遗憾，我们常常想到的并不是一个病，而是几个病；而这时我们又不能对这几个可能的病同时进行检查和判断，我们只能选择其中的一个先行，这样，我们就面临一个刻不容缓的问题——先对哪个病进行检查和判断？

解决这个问题，需要正确的"决策"。

"决策思维"及其智慧

"决策"是"运筹学"领域中的"决策论"问题。大家应该知道，在 21 世纪，**一个只懂医学的人成不了好医生**。因此大家在医学之外，还应该学点其他的科学，"运筹学"的"决策论"就是其中之一。

"决策论"是研究决策人为了达到某一目标，采取哪一种行动方案才能受益最大而损失最小。显然，决策是一个选择最佳的行动路径的思维活动。

我们急诊医生考虑先对哪个病进行检查，其实就是一个选择正确的检查路径的决策。

决策从来都需要智慧。选择正确的检查路径的智慧有二：

第一，常见病在先。

第二，危险病在先。

这一节先讲"常见病在先"。

那么什么是"常见病在先"呢？

我们需要先搞清楚以下两个道理：

一、"可供诊断时间"短暂

在上一节，我提出了"诊断时间"这个概念，说的是一个急诊医生诊断一个急症需要一段时间。

然而，你需要这么多时间，这个急症却并不给你这么多时间。大家要知道，一个急症病人不是可以任由我们毫无止境地推敲诊断。迅速发展着的病情常常迫使我们必须在某一时刻终止诊断活动而开始救治，否则病情就会恶化，甚至会死亡。对此，请看第十三章第一节的〖故事 22〗心绞痛 拍胸片。

一个急症，从医生接诊到医生必须终止诊断，转而开始救治的这一段时间，是可供医生从事诊断活动的时间，为便于讲解，以下称之为**"可供诊断时间"**。

也就是说，"诊断时间"是你需要的，而"可供诊断时间"是你实际上能够得到的。

由于急症具有危险和易恶化的特点，所以急症的"可供诊断时间"就十分有限，而且病情越危险，这个时间就越短暂。于是急诊医生手里的"可供诊断时间"，就从来都不够用，而且永远也不够用。说句自我揶揄的玩笑话：**"可供**

诊断时间"不够用，是我们急诊医生的一个"苦命"，而且是被注定的、不可改变的一个"苦命"。

而且非常不幸，我们急诊医生除此之外，还有几个"苦命"，容后讲述吧。

二、"小概率事件实际不可能"原理

这是"概率论"里的一个著名原理。其含义是：如果统计学显示某事件的发生概率很小，那么在实际工作中，为了提高工作效率，我们就可以姑且视这个事件为不可能发生，先不去管它。

把这个原理运用于急诊，医生就可以认为，在一个具体的病人身上，一个少见疾病通常不会发生。

搞清楚以上这两个道理，下面我们就可以讨论何为"常见病在先"了。

"常见病在先"原则

既然"可供诊断时间"短暂，既然"少见疾病通常不会发生"，那我们就可以得出一个结论：在想到几个可能的疾病时，应该先对最常见的那个病进行检查。

这就是我们在选择先做哪项检查时所必须遵循的第一个决策原则："常见病在先"原则。

常见病的不同形态

不过需要指出，人们一般认为常见病就是发病率高的疾病，这并不全面。

其实通常所说的发病率，只显示某病在一年之中发生的频率。而临床工作中，我们在疾病发生频率上所面对的不仅仅是"一年"这个背景，还有各种不同的时段背景。因此"常见病"也就有不同的形态。比如：

某一个季节某病的发病频率高，那么在这个季节，这个病就是常见病；一天的某一时段某病的发病频率高（如早晨发现的昏迷，脑梗死的发生频率高），那么在这个时段，这个疾病就是常见病；某种活动后某病的发病频率高（如酒后昏迷，酒精中毒的发生频率高），该病就是常见病，等等。

第四节　"危险病在先"原则

选择正确的检查路径的第二个智慧，是"危险病在先"原则。

诊断活动必须安全

上一节讲的"常见病在先"原则所要解决的问题，是先检查哪个疾病，诊断活动才能更迅速和更准确。显然，这是一个诊断活动的效率问题。

然而，由于急症病人情况比较危险，急诊工作比较容易失败而致病人死亡，所以在急诊中还有一个比效率更重要的问题，那就是怎么工作才能确保病人的生命安全。这是急诊各个工作环节都必须首先考虑的问题，是压倒一切的问题！

这样，我们在考虑诊断活动的效率问题的同时，还必须考虑它的安全问题。也就是说，还应该考虑先检查哪个病，诊断活动对病人才更安全。

有人会问：诊断活动本身就是为了病人的安全，还考虑什么安全问题呢？

对，说到底，诊断活动本身是为了病人的安全，因为早一点儿得出正确诊断，病人就能早一点儿获救。但是你还要知道，诊断活动如果不当，尤其是对一个垂危的急症病人，先检查哪个病你弄错了，那么仅仅是这个检查本身就能让他丧命啊！

急诊室的故事

为了使大家对我这个观点有一个深刻的印象，我给大家讲一个急诊室里真实的故事。从这一章起，我将陆续讲一些这样的故事。

我们急诊医生都是"有故事的人"。因为**急诊室是人生矛盾的聚焦点**，最是一个有故事的地方。急诊室里的这些故事，常常含有深刻的道理，这些道理对初学者的教益很大。这些故事每天都发生在你身边，就看你能不能从中发现和采集到你所急需的精神营养。

📖 故事1　命丧化验室

那还是我初学急诊的时候。我和一个外科急诊医生一起值班，这家医院是内科和外科共用一间急诊室。病人很多，我们俩身边都围着一大群人。

突然，救护车医生抬进来一个病人，一进来就往诊床上放；一放上就大声喊："肚子疼！急腹症！"

只见外科急诊医生慌张地分开围在身边的病人，慌张地跑到诊床前去看病人。这是一个很年轻的男医生，恐怕刚毕业一两年吧。

虽然不是我的病人，但是我的脑子可没闲着：一个肚子疼的病人被"抬着"进来，恐怕不是一般的急腹症吧。等忙完了手里这点儿活之后，我马上跑过去看这个病人。

从学医那天起，我就对急腹症极感兴趣。因为首先，我认为急腹症是一个"医学谜语"：在这好端端的肚皮下面到底是什么病在作祟，弄得病人痛苦万状呢？而这个谜语的谜底最终会大白于天下，那就是最后的开腹探查。对于一个喜爱探索的青年医生，急腹症是最引人入胜的问题。所以虽然他们不是我的病人，但我一直饶有兴致地在一旁观看外科医生们怎么检查、怎么诊断，而且最终还要跑到外科病房去打探这些病人手术后的诊断到底是什么。这可能是我的一个"癖好"——"追踪观察"（第七章第十节）吧。

待我来到诊床前一看，不禁大吃一惊，这可真不是一般的急腹症！

女性，四十多岁，瘦骨嶙峋如一具僵尸，直挺挺地平躺在床。更让人惊心的是她的面容：两颊塌陷，眼窝凹陷，而鼻梁却耸立如刀锋，一双眼睛痛苦而又渴望地注视着我。

这是"希氏面容"啊！

这是一个慢性消耗性疾病的终末期呀！

一个四十多岁的男子和一个十八九岁的姑娘垂手站在诊床旁边，显然一个是丈夫，一个是女儿；但是面对这垂危的妻子、垂危的母亲，两人并无任何急切之情，只是呆呆地看着病人——显然这些年两人都已经被这个病人拖累得心力交瘁、无可奈何了。

外科医生这时已经检查完病人的腹部，又慌张地跑回到诊桌前，分开围在诊桌旁的病人，慌张地拽过来一张化验单嗖嗖地在上面写了几个字，然后塞到中年男子手里说："验血常规去。"显然是想了解有无腹腔感染。

我一听，心里暗暗想着：

"行不得也哥哥！"（明 丘濬《三禽言》）

你测血压了吗？

你听心肺了吗？

这个病人还经得起去化验室的折腾吗？

本想提醒他，可是这时我这边又来病人等我接诊了，于是只好作罢，看着父女俩推着病人走了。

果然，少顷，女儿匆匆跑回，告诉外科医生：化验室的医生叫他快去。

"怎么了？"外科医生问。

"扎不出血来。"女儿回答。

我一听，不好——心跳停了！

可是外科医生不解其妙，反问："他扎不出来，叫我干什么？"

我赶忙对他说，快看看去吧，心跳可能停啦！

果然，少顷，外科医生和父女三人急匆匆地把病人从化验室推回来，一进诊室就开始心肺复苏，可是哪还复苏得过来呢？

不当的诊断活动本身，就这样致病人于死地了！

好在这个病人已经卧病在床多年，丈夫和女儿对她的离开早有心理准备，没有找这个年轻医生的麻烦。

"危险病在先"原则

在我们选择先做哪项检查时，我们想到的那些病有"不危险"和"危险"之分，也有"低危险"和"高危险"之分。如果我们首先选择一个不危险或低危险疾病进行检查，结果发现这个病不对，而病人罹患的恰好是一个危险甚至高危险性急症，那么我们就不再有足够的时间，甚至完全没有时间对所想到的其他病进行检查了。

这个"命丧化验室"的女病人，她以急性腹痛就诊，可能是腹腔感染，但更可能的是因为有休克，有严重的水、电解质和酸碱失衡而使得心脏即将骤停，也就是我将要在实战篇第三章第一节提出的一个急诊新概念**"心脏濒停状态"**；这时你弃这一最严重的病态于不顾，却让病人去验一个血常规看看腹腔里是否有感染，能不出事吗？

如果先选择最危险的病进行检查，结果发现是这个病，我们就能立即施救；如果不是，我们也完全有时间对下一个病进行检查。

比如一个行走之间突然跌倒的人，你会想到可能是失足、脑血管意外或心脏骤停。在这些可能之中，心脏骤停最危险，我们就首先检查是不是它。如果是，我们就赢得了宝贵的心脏复苏时间；如果不是，我们再检查其他也并不为迟。

这样，我们就可以得出一个结论：

在想到几个可能的疾病时，应该先对最危险的那个疾病进行检查。

这就是我们在选择先做哪项检查时必须遵循的第二个决策原则：**"危险病在先"原则**。

第五节 "宁信其有，勿信其无"原则

上两节我讲的是做什么检查，这一节我要讲经过检查之后，怎么做出诊断。

诊断需要证据。但是临床上遇到的情况并不总是"是非分明"，而常常是"似是而非"——既无足够的证据肯定这个诊断，也无足够的证据否定这个诊断。

对于这种情况，人们的思维习惯是，如果情况不严重，就暂且把它搁置一下，既不诊断，也不排除，更不做处置。在平诊中，这种思维并无不妥。但是对于急诊，这种思维就十分不妥。

这是因为急诊是一个高危险性的工作，与平诊病人相比，在急症病人身上出现的一个"似是而非"的情况，常常更可能是一个十分严重的病理变化或者是其前奏。这样，如果我们搁置这个情况，有时就会失去抢救机会，起码也会使病情恶化。

在这种情况下，为了确保急症病人的生命安全，我们只能采取一个看似过分的思维——"宁信其有，勿信其无"。即权且相信病人有这种严重情况并做出处置，或者权且相信病情正在朝着这个危险方向发展并做出防范和干预。这样做，较为有利，而较少失败。

这就是我们在下诊断时必须遵循的诊断原则：**"宁信其有，勿信其无"原则**。

第六节 诊断的假设性和不准确性

看到这个标题有人会问：诊断就是判断，怎么还会有假设的性质呢？

我要反问：怎么不会有假设的性质呢？

人们在遇到一个容易被认识的事物时，常说它是"一碗清水看到底"。但是世上这样容易被认识的事物，恐怕只有这碗清水了。大多数的事物，都难一眼看穿，而我们每天面对的那些疾病，则尤其如此。

自然科学的发展形式是"假说"

确实，人们认识一个事物，很难一眼看透其本质，而是需要一个渐进的认识过程——先根据获得的初步信息对事物的本质做出一个初步认识；然后进一步探索，再做出进一步认识：这样逐步接近事物的本质。

在这个过程中，人们的每一次认识，由于彼时人们所掌握的证据都不够充足，所以其实都是一个假设。因此恩格斯说：

"只要自然科学在思维着，它的发展形式就是假说。"

恩格斯这个著名命题的意思就是，自然科学是通过一个又一个假设的提出和验证这样的方式去逐渐接近客观事物的本质。

当西方处于中世纪蒙昧的神权社会时，自然科学被视为异端邪说，自然科学工作者也遭到了人身迫害。而在今天，人类崇尚科学，自然科学被捧之入天，于是人们对自然科学就产生了种种不切实际的想法和期望，自然科学就成了能够洞察一切的神话，一些自然科学工作者也自视为能洞察一切的神人。这种思维偏向在医生中也有表现，那就是认为医学在诊断上是"万能"的，自己做出的诊断是"万确"的。

而恩格斯这句话却让人清醒地知道，自然科学既不是中世纪那些卫道士们所说的目无上帝的邪说，也不是今人所认为的可以洞察一切的神话，自然科学是人类对客观世界的认识。这种认识不是一蹴而就的；这种认识是长期的、渐进的、反省的和自我批判的。

诊断即假说

人对自然现象的认识如此，医生对一个病人所患疾病的认识则更如此。

因为一个活着的病人的身体是不能任由医生（尤其是内科医生）随意打开来观察的。哲学上把这种不能进入其内部而只能从外部探究其本质的事物，称为"黑箱"。

所以我说：**病人即黑箱，诊断即假说。**

这就是说，与其他自然科学相比，医生对病人所患疾病的认识过程（诊断），更具有假说的性质。

俄罗斯著名临床学家包特金说，**"诊断或多或少都是概然的假说，必须不**

断地加以验证"，就是这个意思。

一个医生如果能够认识到自己做出的诊断具有假设性，即具有不准确性，他就会不断地验证自己的诊断，他最终就可能做出正确的诊断；反之，他就武断，他就误诊，他就死人！

急诊诊断思维的第二大特点

诊断本来就具有假设性和不准确性，而急症的突发性、痛苦性、危险性和易恶化性，以及急诊室恶劣的诊断环境，使得急诊医生做诊断时难以充分地检查和推敲；而病情的不断进展，又迫使急诊医生必须迅速结束检查和推敲而遽下诊断，所以急诊医生做出的诊断，就更具有假设性和不准确性。

请大家注意：

诊断更具有假设性和不准确性，是**急诊诊断思维的第二大特点**。

因此，你做了诊断和处置之后，不能就此高枕无忧，而是要不时回头看看诊断对不对。

切切为记！

第七节　推理判断

"判断"是一种思维方式。这种思维的目的有二：

1. 判断某人是否患有某病。

2. 判断某人的病是否具有某种性质，比如病情之轻重。

在大多数情况下，医生是通过"推理"做出上述判断的，即根据已知，推出未知。其步骤有三：

1. 掌握诊断学的理论和知识，比如某病有哪些症状、体征、辅助检查阳性结果、现病史和既往史。

2. 掌握该病人病情的已知部分，比如病人的症状、体征、辅助检查结果、现病史和既往史。

3. 在理论和知识的指导下，根据已知的部分，通过逻辑思维，推导出病情的未知部分，比如何病、轻重，等等。

这种判断就是**"推理判断"**。

"推理判断"怎么才能准确

首先，所凭据的诊断学的理论和知识必须正确和丰富。其次，所掌握的病人的已知情况必须真实，而且多多益善。最后，推导时的逻辑思维必须正确。

以上适合于各科医生。那么我们内科急诊医生的"推理判断"有何特点呢？

第一，我们做诊断时所必须掌握的理论和知识，比其他科的医生要多得多。这是因为：①内科急症的种类繁多，举凡内科急症的一切种类，都可能会出现在你面前。②内科急诊工作有一个特点，那就是我在第七章第四节将要提出的又一个急诊新概念——急诊室怪现象2："内科急诊门最大"，也就是除了内科急症，很多其他科的急症也会误入内科急诊室，这种误入很多，可以说无日无之。而且你要知道，他可以误入，你不可以误诊！

第二，我们所能掌握的病人情况，比其他科的医生要少得多。这是因为：①病情严重，病人不能详尽叙述症状和病史，甚至完全不能叙述。②病情危急，医生不能详尽体格检查和辅助检查，就得结束检查，遽行处置。

第三，我们所能握有的逻辑推理时间，比其他科医生少得多。这是因为：病情危险，容不得我们细细推敲，我们就得遽下诊断，遽下处置。

第四，我们进行逻辑推理时的思维环境，比其他科医生恶劣得多。这是因为：**急诊室永远都是拥挤的、混乱的、嘈杂的，甚至是汹汹的。**

以上这些，就要求我们：

1. 要有广博的诊断学理论和知识。

2. 要能在最短暂的时间里，从病人嘴里和身上获取到最能提示诊断的几个情况。

3. 要能在最短暂的时间里，进行正确的逻辑思维。

4. 要能在最恶劣的环境中，进行正确的逻辑思维。

第八节　直觉判断

医生的判断，在多数情况下是通过推理做出的。但在少数情况下，医生不通过推理，也能做出判断。

什么是"直觉判断"

一个临床经验丰富的医生，尤其是急诊医生，有时在刚看见病人时，未经思索、未经逻辑推理，诊断就会自动在脑子里闪现出来。这种未经逻辑推理就自然产生的对某一事物的判断，就是**"直觉"**。通过"直觉"做出的判断，就是**"直觉判断"**。

请大家看一看实战篇第十一章第六节里的【病例43】有肺切除史的气胸。我只看了那个老太太一眼，就想到了气胸。这就是"直觉"。此外，在实战篇第十五章第三节里我还要讲几个"直觉"的病例。

我在本章第二节里提到过：急症诊断是一个特殊的逻辑思维活动，这个思维活动有"想到、检查和判断"三个步骤，其中"想到"最重要。

而现在我要说："直觉"也是"想到"，它是"想到"的一种特殊形式。

"直觉判断"准确吗

你不要认为只有推理判断才准确，其实"直觉判断"也准确，而且常常很准确。比如：

有的医生只看病人一眼，就能判断：他是心脏骤停，他是心力衰竭，他贫血而且知道他血红蛋白是多少，他有糖尿病（我将要在第十四章第三节【病例14】里提出一个急诊新概念——糖尿病面容），他有甲亢（第九章第一节【病例4】），他有甲减，他有低血钾（第十四章第二节【病例13】），他有死亡危险，他的病情是缓解了还是加重了；在病人额头上摸一下，就能知道体温是多少；不看表，摸一下脉搏，就能知道他心率是多少，等等。

"直觉"的实质是什么

"直觉"不是主观臆造的神话，而是一个实际存在的精神现象，它是人类判断思维的一种高级形式。"直觉"也不是唯心主义的呓语，而是那些出类拔萃的实践者们认识事物的一种特殊能力。

一个人如此迅速而又准确的判断能力，不是天生的，这种能力的客观基础是实践。反复观察同一个形象，这个形象就反复地存贮进大脑的"形象库"，并在"形象库"里归类——每一个形象都对应着一个判断，比如苍白的脸色对应着贫血。当再见到这个形象时，大脑就能自动地在一瞬之间把这个形象所对应着的那个判断检索出来并告诉你。所以一次"直觉判断"，就是大脑对"形象库"的一次超速度的搜索。而一个人大脑里"形象库"的构建,就是他对人物和事物的形象有意识地、长期地、认真地"观察"和"归类"的结果。

"直觉判断"的特点

1. 无需逻辑推理,在一瞬间就能产生判断。

2. 直觉的判断,有时比经过逻辑推理得出的判断准确。

直觉有时确实比逻辑推理准确。实战篇第十一章第六节【病例43】里的那位老太太胸部两侧的呼吸音和叩击音均无差异,如果用逻辑推理,那就不是气胸;而直觉却"告诉我"是气胸,最后拍胸片,也证实是气胸。

"直觉"可贵

急诊工作是快捷的诊疗工作;快捷性,是急诊工作不同于其他科室诊疗工作的最突出的特征;急诊医生必须能够迅速地做出诊断。

既然"直觉"迅速而又准确,那么"直觉"对急诊医生就十分可贵。如果在你的诊断工作中出现了"直觉",你要重视它,不要轻易否定它。

"直觉"只是一个"诊断线索"

但是你要注意:直觉≠诊断。"直觉"只是一个"诊断线索"。它只给我们指出了一个问诊和检查的方向,最后的诊断还需要我们找到确凿的证据。

实战篇【病例43】里的那个有肺切除史的气胸老太太,我的"直觉"是气胸,可是听诊不支持,叩诊也不支持。我就再找支持点,最后从问诊中(胸背部针刺治疗史)找到了。

不要"有意识"地去"直觉"

你还要注意:虽然直觉可贵,但初学者不要"有意识"地去"直觉"。你要知道,真正的、准确的直觉,是"下意识"的,它总是自然而然地闪现出来;而在诊断中那种有意识地追求出来的"直觉",往往不准确,容易把医生引入歧途。

所以初学者现在只管注意观察、贮存和归类病人的形象就行了,待到形象观察、贮存和归类多了,"直觉"就会自然产生。而一旦"直觉"常常在你繁忙的急诊工作中闪现,并且常常指引你迅速地做出正确的诊断,那你的诊断水平就近乎炉火纯青了。

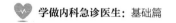

"诊断思维"到此讲完。下一节讲"处置思维"。

第九节　急诊处置思维的"三重性"

救死扶伤

"处置"是在得出诊断或初步诊断后，或虽经讯问和检查但仍未得出诊断时，急诊医生对病人的紧急处理。显然，处置就是救死扶伤。

但是仅此而已吗？

不是。救死扶伤只是处置的第一个属性，它还有其他属性：

验证诊断

我在第六节引用俄罗斯著名临床学家包特金的话说，"诊断或多或少都是概然的假说，（所以对诊断）必须不断地加以验证"。而急症的特性会导致急诊的诊断更具有假设性，所以更需要验证。

怎么验证呢？

包特金没有说，但我认为要通过"处置"来验证。即先按照诊断对病人做出处置，然后观察处置的结果。病情好转，说明诊断正确；反之，诊断就还得推敲。从这个角度看，急诊的处置有**"试探性"**。

所以你要知道，急诊就是这样一种工作——诊断具有很大的假设性和不准确性。但你不能因此而不做或迟迟不做处置，相反，你得马上处置，只不过在处置后，要注意通过观察处置的结果来验证你诊断的正误。

"验证诊断"就是处置的第二个属性。

验证处置

处置不仅要验证诊断，还要验证它自己呢。因为即便诊断是正确的，按照这个正确的诊断所做出的处置，也不一定正确，也不一定妥当，它自己也需要被验证。

怎么验证呢？

也是通过"处置"来验证。

比如，心室颤动，诊断正确。我们用电击除颤，拟用200J的能量电击。这么大的能量合适吗？先电击一下。结果没有转复，说明能量不够，下一击的能量就得加大。

这就是用"处置"验证"处置"。

"验证处置"就是处置的第三个属性。

这样，急诊处置思维就具有了三重性：救死扶伤、验证诊断、验证处置。这是急诊处置思维的**第一个特点**。

重视留观

哎呀，急诊可真不得了！光是诊断我们就"思维"了那么一大堆，好不容易开始处置了，还得验证诊断、验证处置，我们怎么验证呢？

无他，重视留院观察工作（留观）：

1. 在急诊室，对应该留观的病人一律留观，不能轻易放走。

2. 在观察室，对已经留观的病人，首先要仔细观察，不能不闻不问；其次，观察的时间要足够长，不能轻易放走。

可是马上有人就会说：你还要留观哪？我们的观察室天天都爆棚啊！

开闸放流

对，当今观察室爆棚是个严重问题。观察室不能爆棚，爆棚就观察不好，甚至根本无法观察。

怎么解决？

无他，"开闸放流"：

1. 在急诊室，把无需留观的病人就地"放流"——能带药回家的带药回家，需要转科的转科，需要住院的住院，需要转院的转院。

2. 在观察室，把无需继续观察的病人立即"放流"——能回家的回家，需要转科的转科，需要住院的住院，需要转院的转院。

这两个"放流"放好了，观察室就不会爆棚。

注意危险

但是你要注意：这两个"放流"可都隐藏着危险！

那就是该留观的没留观，该继续观察的没继续观察：在某些特殊情况下，这二者都能置人于死地！

所以"放流"和"留观"一样，也需要智慧，那就是知道哪个该放，哪个不该放。

第十节 "急者先治"原则

"急者先治"原则是急诊处置思维的**第二个特点**。

一个急症病人常常不会只有一个病症，而是有多个。这些病症都需要处置。那么先处置哪个呢？

我在第一章第三节里讲过，急诊工作的目的是解除痛苦，逆转危局，挽救生命。所以，对于生命垂危的，对于正在向着危险方向变化的，对于有明显痛苦的病人，都要先行处置。

第十一节 "全面铺开"原则和"一步到位"原则

由于一个疾病常常有多种治疗方法，又由于每种治疗方法都有强弱不等的治疗强度，所以，选择哪种治疗方法和使用多大的治疗强度，是急诊医生常常需要考虑的两个问题。

积极 大胆

平诊医生，尤其是病房医生，他们通常不急于求成：

在选择治疗方法时，他们往往首先只选择其中的一两个先行施治，然后视治疗效果，再增加其他方法；

在选择治疗强度上，他们往往采取一种"升阶梯"的策略，即先选择较弱的，然后视治疗结果再增加其强度。

总之，是谨慎行事。

对于非急症病人，这种谨慎的思维是正确的。但是对于急症病人，就不正确了。急诊医生在选择治疗方法和治疗强度时，应该积极和大胆，以使治疗更快奏效，这是急诊处置思维的**第三个特点**。

下面以危险性急症的抢救为例，对这一"积极和大胆"的处置思维做进一步讲解。

"全面铺开"原则

在选择治疗方法时，应该以"全面铺开"的思维为指导。即应该视病人的具体情况，在尽可能短的时间里，把急诊医学对该急症的所有常规抢救方法中的大部，甚至全部，都付诸实施。说白了，就是"只要有用，全都使用"。

这是因为，危险性急症病人的生命安全防线已经遭到疾病的多点突破，只有迅速地在所有突破点上实施封堵和支撑，防线才不至于全线崩溃。至于那些尚未被突破的各点，有一部分也处于十分脆弱的状态而成为弱点，这些弱点就是下一次可能被突破的点。所以要打赢这场保卫战，除了要在首先被突破的那一点上进行强力阻击之外，还要对全部弱点都给予支撑。这就是"全面铺开"。

比如急性心肌梗死，既要溶栓，还要抗凝；既要止痛，还要镇静；既要吸氧，还要卧床。比如咯血，既要止血，还要止咳和镇静，等等。

"一步到位"原则

在选择治疗强度时，应该以"一步到位"的思维为指导。即首次就使治疗强度达到足以挽救病人生命，或足以遏制病情恶化的程度。

这是因为，一个急症病人可供医生从事治疗活动的时间（为便于讲解，以下称之为**"可供救治时间"**）是有限的，病情越危重，"可供救治时间"越短暂。

比如心脏除颤，给电极板充电时，你一次就把电能充到足够的焦耳，很可能一次就能成功；反之，你畏首畏尾，先少给一点儿试试；不行，再加一点儿试试；这样两试三试，病人就彻底完了。

勿以善小而不为

疾病的恶化，不是一个简单的由一点到另一点的线性过程，而是由一点迅速波及数点的连锁反应过程。这个过程极其迅速，一旦启动，就会"轰然而下""九死一生"！因此我称之为"瀑布过程"。

面对一个落水者，我们不存在救不救他的问题；我们存在的问题，是向落水者伸出一个手指，还是伸出两只手？

"两只手"，就是我们所拥有的一切救援手段，不仅仅是药物治疗，其他如卧床、吸氧、镇静、止痛……只要有助于抢救病人的生命，都全部给予，并力争一步到位。

在救人生命时，不要因为某种救人措施看上去作用不大就不使用。在处置急症时，我请大家记住这条古训：

"勿以善小而不为。"（《三国志·蜀书·先主传》）

急诊无轻重

当然，急症病人中更多的是非危险性急症。但即使对于这部分病人，也应该"全面铺开"和"一步到位"，以求迅速解除病人痛苦和遏制病情恶化。

然而我们却常常只注重危险性急症，而轻视非危险性急症；对于非危险性急症，我们在选择治疗方法和治疗强度上常常更不积极，致使病人的病痛长时间不得缓解，有时甚至就在我们眼皮底下演变成危险性急症。

就此，我常常对青年急诊医生说："急诊无轻重。"即每个急症病人，你都得好好给人家治。

关于急诊医生的诊断思维和处置思维，我已经做了正面的阐述，即我们"应该怎么思维"。但是只做正面的阐述还不够，还需要做一个反面的阐述，即我们"不应该怎么思维"，说得更明确一点，即我们的诊断思维和处置思维容易犯哪些毛病。

第十二节　诊断思维容易犯的毛病

毛病 1：万事都往好处想

接诊一个急症病人，我们会初步想到可能是哪几个病。按照"危险病在先"原则，接下来的检查，应该先朝向最危险的那个疾病进行。

但是很多急诊医生并不遵循这个原则。

其原因很多，一个最深层的原因，是我们人类的头脑深处有一个由来已久，而且根深蒂固的思维毛病，那就是在判断一件事情的好坏或严重程度时，总愿意想得好一点儿、轻一点儿，我称之为"万事都往好处想"。

这其实是一个与"危险病在先"原则相背离的思维，是一种苟且偷安的思维，是一种庸人、懒人和蠢人的思维。

为什么这么说呢？

因为在他们看来，"天下本无事，庸人自扰之"。病人本来好好的，你却说"有事"，甚至还很严重；如果信了你的，我们就得处置，甚至得紧急处置；这样，我们的安宁不就让你给搅了吗？要知道，"安宁"最是我们这些人的心爱之物啊。

人是愿意苟且偷安的（从现在起，我会适时指出人所共有的一些思维毛病）——既然眼下还没事儿，那就别自己找事儿了，如果过一会儿有事儿了，到那时再说呗；既然眼下还不严重，那就这样吧，如果过一会儿严重了，到那时再处理呗；也许还严重不了呢。

结果，事到临头了，他措手不及；事情严重了，他想处理也处理不了了。这多愚蠢哪！

既然如此，那为什么很多人还会奉行"万事都往好处想"呢？因为在平常，在大多数情况下，结果确实都"没事儿"，确实都"不严重"。

但你要知道，那是在"平常"；在我们的急诊室和观察室，你"万事都往好处想"，那可要坏事，可要死人！

我们不要自诩我们人类是智慧的，要知道我们人类有时是很蠢的，"万事都往好处想"就是其蠢之一（其他之蠢，以后会适时指出）。古往今来这个毛病不知坏了多少事，害了多少人，死了多少人！

你想要成为一个优秀的急诊医生吗？那你就一定要改掉"万事都往好处想"这个毛病！

毛病 2：只想本科病，不想他科病

在实行分科门诊的大型医院里，医生们的诊断思维大多有一个毛病，这就是接诊一个病人，只想本科病，不想他科病。

可是马上有人会说，不是哪科病人进哪科诊室吗？

理应如此，但其实并不如此——病人常常会误入诊室（第七章第四节）。这时，你"只想本科病，不想他科病"，不就错了吗？这个毛病，我称之为**"诊断思维狭窄症"**。

如果平诊医生有这个毛病，其结果不过就是一个"误诊"或"迟诊"而已，不至于马上死人；可是如果我们急诊医生有这个毛病，弄不好就会死人，而且常常是给你来个"现世报"——不是你误诊的吗？好了，就在你的班儿上，甚至就在你面前，他就"死个样儿"给你看看！

这个毛病，一定要改掉，诊断思维一定要宽，要旁及他科，甚至要旁及多科。这就得丰富你的诊断学知识。

关于这个毛病，大家应该看看实战篇第二编非内科急症里的那 11 个病例。

毛病 3：只想疾病，不想其他

人是宇宙间最复杂的生物。说其最复杂，是因为人除了有生物属性之外，还有社会属性，而社会是极其复杂的。

所以一个人，当他突发急症时，就非常容易陷身于错综复杂的社会矛盾、人生矛盾和家庭矛盾的焦点之中；或者，他其实就是因为先陷身于这个焦点之中，才罹患了急症的，比如自杀。

所以我常常提醒青年急诊医生：

急诊室是社会矛盾、人生矛盾和家庭矛盾的橱窗和聚焦点。你面前的这个病人，除了患有某种急症之外，还很可能有上述某种严重的矛盾在身；而且这种聚焦状态的矛盾，很可能使他还有严重的心理问题在心。

看到此处，有人会问：那些矛盾和心理问题，与我急诊医生何干？光是我面前的这些急症就够我忙的了，我管得了那么多吗？

不对，那些矛盾和心理问题与你密切相关。你"不知"，它们就会蒙蔽你的诊断之眼，使你误诊、漏诊、迟诊和失诊；你"知而不管"，它们就会干扰你的处置之手，使你的处置落空。

在平诊，你不知不管，可能还行；在急诊，就不行。

总之，既想疾病，又想其他，才是一个优秀的急诊医生。

对此，大家应该看看实战篇第八章第六节的【病例27】和【病例28】。

毛病 4：只看病人，不看其他

要想做出诊断，当然要看病人，即从病人的身体上发现症状和体征。但是我们有些医生只看病人，不看其他，就不对了。因为能够帮助我们做出诊断的，不仅仅是病人身上的症状和体征，病人身上的其他东西，甚至病人身边的其他东西，以及病人与他身边某人的关系，也能帮助我们做出诊断。请看实战篇第八章第四节的【病例23】和【病例24】。

毛病 5：只顾眼前，忽略经过

西医的诊断思维，本来有其程序，那就是先搞清"主诉"，再搞清"现病史"，再"查体"……遵循这个程序，一般都能顺利得出诊断。

但是我们的一个思维毛病却常常会干扰我们遵循这个程序，而使诊断"难产"或失误。这个毛病就是：

"只顾眼前，忽略经过"。即一个病人的症状和体征很明显，又很严重，需要立即处置；于是，我们就忙于处置，而对这些症状和体征是怎么发生的和怎么发展而来的（现病史），就不问了。

急诊医生之所以常犯这个毛病，主要是由于急症的特殊性：

首先，急症的症状明显，所以初步诊断容易得出；初步诊断一出，于是浅尝辄止，不再探索完整诊断。

其次，急症的病情紧急，于是就忙于处置，不问其他。

当然，如果我们一开始就看得很准、很透，那不询问现病史也可以。可是如果我们一开始所看到的只是一些表象，那我们的诊断就仅仅是一个粗浅的诊断，我们的处置就会肤浅而无力，病人的症状就会迟迟不得缓解。这就迫使我们去精深此前的粗浅诊断，而且还需要和其他急症鉴别。

怎么精深，怎么鉴别呢？

一个重要的办法就是询问现病史。因为有时诊断和鉴别诊断就隐藏在病症发生和发展的过程之中。比如转移性右下腹疼痛，提示阑尾炎。

所以我常常用这样一个警句提醒我身边的青年急诊医生：

诊断不明问病史，现病史里有诊断！

当然，急诊工作有一个绝对不能动摇的原则，那就是"处置第一原则"（第十三章第一节）。即对危险性急症，不能一味探索诊断，而要尽快做出初步处置，以支撑生命。但是在遵循这个原则时，你要注意：在首批处置给予之后，一定要回过头来再仔细问问现病史，以精深此前的诊断。

总之，要既顾眼前，又问经过，这才是一个优秀的急诊医生。

对此，大家应该看看实战篇第四章第九节的【病例 19】、实战篇第十章第二节的【病例 32】和实战篇第十一章第六节的【病例 43】。

毛病 6：只顾现在，忽略既往

一个急症的危险和紧迫，使我们连现病史这么重要的诊断信息都会忽略，那既往史就更容易被忽略了。但是诊断有时就藏在既往史里。

我在前面说"诊断不明问病史，现病史里有诊断"，现在我要说：

诊断不明问病史，既往史里有诊断！

对此，请看第十章第五节【病例 10】。此外还有很多病例也都谈到了这个问题。

毛病 7：只顾病变，忽略病因

一个完整的诊断，应该包括"病因"，因为同是一个病理变化，由不同原因引起的，其治疗有时会有所不同。

此外，治疗有"对症治疗"和"对因治疗"，而后者是更彻底的治疗。这样，你不搞清楚病因，治疗何以"对因"？无"对因治疗"，治疗何以彻底？

比如休克，可以算是一个诊断，但不完整，你还要找到休克的原因。因为很多病变都能引起休克，而不同的休克，其治疗不同。

就如脾脏破裂引起的休克（实战篇第四章第八节的【病例17】），如果你只知道病人休克了，但不知道脾脏破裂，那么你扩容也好，升压也好，都无济于事。

但是我们急诊医生在诊断上却恰恰容易忽略"病因诊断"。犯这个毛病，也与我们的工作特点有关：

一个病人被抬到我们面前，我们急于知道的是病人有什么病变，而不是病因；而一旦知道是什么病变了，我们又急于处置，就更不追究病因了。

这个毛病要改。当你做出了初步诊断和紧急处置之后，一定不要忘了再回过头来找找病因。

总之，**既知病变，又知病因，才是一个优秀的急诊医生。**

对此，大家应该看看第十章第五节的【病例6】。

毛病 8：只做正思维，不做反思维

做诊断，为了准确，我们需要两个彼此相反的思维：

第一个是"它是这个病"，简称"是此病"，我称之为"正思维"。

第二个是"它也许不是这个病"，简称"非此病"，我称之为"反思维"。

这样一正一反，其诊断比只有一正准确。

但是很多医生却只做"正思维"，不做"反思维"；而急诊医生尤甚，因为急诊需要我们迅速拿出诊断，既然我们已经想到"它是这个病"了，还想什么"它也许不是这个病"呢？赶快处置吧！于是就误诊了，就出大事了。

所以一定要做"反思维"，病情再紧急，也得做。

毛病 9：只见阳性体征，不见阴性体征

病人身上能够启动我们做"正思维"的情况很多，其中最重要的一个就是"阳性体征"，即提示病人有某病的体征，比如麻疹的科氏斑。而能够启动我们"反思维"的，其中最重要的一个是**"阴性体征"**，即病人没有某病所应有的体征，比如一个怀疑为麻疹的病人，检查发现没有科氏斑。由于我们在做诊断时既要做"正思维"也要做"反思维"，所以"阳性体征"和"阴性体征"都是

重要的。

但实际上，阳性体征容易被医生注意；而阴性体征容易被医生忽略。简称**"阳性注意，阴性忽略"**。

为什么呢？

第一是因为，在学习诊断学时，"有某一体征，就提示有某一疾病"，我们反复记忆过；而"没有某一体征，就提示没有某一疾病"，则没有反复记忆过。

第二是因为，阳性体征会对我们的感官造成冲击，拿当下的流行语说，它抓我们的眼球；阴性体征则反之。

而我们急诊医生尤其容易忽略阴性体征，其原因是我们急于做出诊断。

这个毛病，请看实战篇第九章第一节的【病例 29】。那个病人手拿酒瓶在我面前昏过去了，我看到了，并且想到了急性酒精中毒；而病人身上没有酒味，我却没有注意到。

毛病 10：只想当然，不究真相

当我们无法探究，或懒于探究一件事的真相时，我们常常会凭借以前的实践经验或书本知识判断这件事大概也是那样。这就是"想当然"。

这是常人的一种判断思维。

但你可不是常人，你是急诊医生。急症病情，有时会迥异于你的实践经验和书本知识。你"想当然"，那就要误诊了！

比如实战篇第八章第四节的那两个早晨昏迷的老人，如果你按照书本上写的"晨起昏迷多见于脑梗死或 CO 中毒"而做**"想当然式的诊断"**，那不就都错了吗？

所以你要记住：

急诊医生不能"想当然"！

第十三节　处置思维容易犯的毛病

毛病 1：一个一个试，一点一点加

解决一个危机需要几种措施多管齐下，并且每个措施都需要达到足够的强度才行。明明我们手里有这些措施，而且也能够一下子达到那样的强度，但是我们却偏偏不这样做，而是先用一个试试，不行再加别的；先给一点儿看看，不行再加点儿。"一个一个试"和"一点一点加"是老百姓的"稳妥思维"。

可我们现在已经不是老百姓了，我们是急诊医生，我们面对的是急症病人。

人在健康时，甚至在患慢性病时，生命都是顽强的。我见过一个慢阻肺病人，他在我们内科病房里整整躺了八年才去世；可是在急诊室，一条生命，常常会瞬间消失！（实战篇第三章的【病例6】、【病例8】和【病例10】）就因为他们是急症病人，他们的生命有时非常脆弱，可以说是危如累卵，千钧一发，他们等不得你"一个一个试，一点一点加"。

所以一定要改掉这个毛病，处置急症时，尽量一步到位。

毛病2：能往后推，就往后推

一件必须干的事，明明现在就能干，但现在偏偏不干，能往后推，就往后推。

这是老百姓的"懒人思维"。可是我们已经从老百姓变成急诊医生了，我们在这危机四伏的急诊室里，在这十万火急的急诊火线上，却仍然奉行这种懒人思维。

比如：接诊一个发热病人，本来需要问现病史和查体，而当时恰好没有候诊病人，所以完全有时间问、有时间查；可是懒得问、懒得查，急于趁没有候诊病人的机会自己休息一会儿，于是就让病人先化验去。好像只要化验了，就不必问、不必查了。可是化验回来一看化验结果——不行，还得问、还得查。但是对不起，这时候诊病人多了，而且又有一个病情危急的急需抢救，你想问、想查，还问不了、查不了了！

再比如：给一个病人做心电图，做完了本来应该整理电极板和导线，以利再做，而且这个病人的病情不严重，不必立即处置，所以完全有时间整理；可是不整理，就把电极板和导线一团乱麻般地往心电图机上一扔、一堆，好像只此一次，永不再做了。结果下一个病人是严重心律失常伴休克，急于做心电图。可是对不起，电极板和导线一团乱麻，慢慢择、慢慢理吧。结果还没等择好、理顺，病人心跳停了！

这种懒人思维就这样祸害着我们的急诊工作，威胁着病人的生命安全！

在其他科室，一项工作往后推，常常能推给别人，因为那里通常都有好几个医生。可是在急诊室不行，急诊室里就你一个人值班，你能推给谁呢？

在其他科室，一项工作往后推，有时还能给推没了呢，因为病情缓解了，不需要做了。但是在急诊室你推不没，因为急症的特点是"易恶化"。现在病情不急，这项工作你可以不做；可是待会儿急了，你还得做，到那时你还来得及做吗？

所以"能往后推，就往后推"既是一种懒人思维，还是一种"蠢人思维"。

你要知道，这里只有你一个人，这些工作都是你的，早做，从从容容；晚做，手忙脚乱。

劝君明智一点，**干急诊，一不能懒，二不能蠢，该干的，马上干；着手干的，马上干完。**

至此，容易犯的毛病都说完了。但是自古以来，毛病好说不好改。

那怎么办呢？

其实教育学里的"教学法"早有办法，那就是：当教师的，"一个重要观点要反复强调"；做学生的，"一个重要观点要反复温习"。这其实就是孔夫子提倡的"学而时习之"（《论语·学而》）。

所以以上这些毛病，在以后的章节里，尤其在那些〖故事〗和【病例】里，我将不厌其烦地反复指出来，请大家不要反感，届时一定要注意阅读。这样，在你读完这本书时，这些毛病你就可能彻底改掉了。

第十四节　思则得之

关于急诊医生的"智慧之心"，即急诊医生的"诊断思维"和"处置思维"，已经讲完了，一共十一个方面。不可谓不多。但是我想，能够使一个急诊医生的思维变得快捷、简约和准确的方法，不会仅此十一个。

还有哪些方法呢？这就需要你去思考了。谨以孟子的一句话与你共勉：

"心之官则思，思则得之，不思则不得也。"（《孟子·告子章句上》）

快捷是急诊的特征 ○

第四章　快接　快诊　快处置

我在第一章第四节提出了一个重要观点——急诊必须快捷。但那时未能深谈，现在就深谈。

急诊的快捷包括"快捷的理念"和"快捷的技能"，这一章只讲理念，技能留待第三编第十一、十二和十三章中讲。

第一节　快捷是急诊的特征

急诊是救人危难，所以它对诊疗的快捷性有很高的要求；尤其对致命性急症诊疗活动的快捷性，有极高的要求。可以说：

快捷，是急诊的特征；

不够快捷的急诊，就不是真正的急诊。

但很多医生的急诊并不快捷，他们工作起来磨磨蹭蹭，黏黏糊糊，翻来覆去。请看：

📖**故事2　龟速急诊**

某急诊医生刚刚看完一个病人，显然觉得诊桌上东西有些凌乱，就动手整理。

这时一个病人在两个人的搀扶下走进诊室，走向他，并在他面前坐下。这位医生从病人进屋到在他面前坐下始终没抬头看病人一眼，只是专心整理。直到整理完毕，才接诊。

先问诊。问得没有主次和先后，显然是想起什么问什么。问了一会儿，就听诊，只听胸部。听了一会儿又问。问了一会儿又听，这次是听背部。听完之后让病人上诊床查腹部。先触诊，摸了一会儿让病人起床，医生回到诊桌前。但旋即又想起了什么，急令已经开始下床的病人再躺回去。这次是腹部叩诊和肝脏触诊。叩、触完回到诊桌前，待病人系好裤带穿上鞋子在他面前坐好之后，又问。问了几句，又听，这次是专听心脏。

听过之后又让病人到诊床上躺下，这次是做心电图。但是开机扫描后、心电图纸已经开始吐出来时并不阅图（应该是一边扫描，一边阅图，见第十五章第四节快速心电图检查法），而是直到扫描完了才看。光线不好，看不清楚，于是把图扯下。但是扯得也笨，扯了两下才扯下来。扯下后拿到灯下又看了几遍。看后坐下又问。问了几句又听了一下。最后终于拿起笔写。

我以为是要开处方。不是，是好几张化验单和一张检查单。病人于是被人架着步出诊室。

我看了表，从病人进诊室算起，已经用去了22分钟。这能算急诊吗？如果算，那也只能算"龟速急诊"了。

那么此君都慢在哪里了呢？怎么才能快起来呢？我们就带着这两个问题看这一章吧。

第二节　快捷需要研究

此君之慢，是因为他不想快，因为他没有"急诊之心""危险意识"和"救援意识"。

可是，哪一天他有了，他想快了，他就能快吗？

不能。因为"快捷的工作方法"是科学的和智慧的工作方法，这种工作方法我们不研究，就"不得其门而入"。下面我们就来研究。

急诊包括接诊、诊断和处置。要想使急诊快起来，必须使这三者都快起来，即快接诊、快诊断和快处置，以下简称"快接！快诊！快处置！"，又简称"三快"。

第三节　快接诊

诊断和处置要快，我们明白，可是接诊还需要快吗？

当然。很多失败了的急诊，其实都肇始于接诊迟缓，甚至根本无人接诊。

什么叫"接诊"

病人进入诊室后，医生以语言、目光或手势向病人表示，我是你的医生，现在可以开始诊疗了，叫作"接诊"。

"接诊"的法律含义

接诊时，医生通常正视病人的眼睛，同时说一些接待性的话——"该您了""您哪儿不舒服"，等等。这些，听起来很像是客套话。但是你要知道，这些"客套话"可都有法律含义：

急诊的诊疗，是一种关乎生死的特殊的社会活动，法律对这个活动全程"监视"，而且法律对医生有明确规定：病人必须得到救治，医生必须救死扶伤。如果出了医患纠纷，法律会偏袒患方，因为他是病人，他在危急之中。

所以你说了那些接待性的话，甚至你什么也没说，你只看了病人一眼，这样的一次被法律之眼紧紧盯着的诊疗活动就算开始了。你对这个病人的诊疗就已经负有完全的法律责任了！

"接诊"的重要性

显然，"接诊"对医患两方都十分重要。

一个危重病人被抬进医院、抬进诊室，甚至被抬上诊床，都没有用，只有医生接诊了，他才有望获救。所以于病人，安全始于接诊。

而医生一旦接了诊，他就背上了不可推卸的"首诊责任"。不管这个病人的病情多么棘手，也不管这个病人的家人多么刺儿头、蛮横和不可理喻，他对接下来要干的一切，都要全部负责；而且从法律上讲，这些责任都是法律责任。所以于医生，责任始于接诊。

正因为"责任始于接诊"，所以有些医生有时就不急于接诊，甚至避而不接，或把病人往外推。这往往就会成为一场医疗事故或纠纷的肇端。

虽然接诊就意味着这么一大堆的责任，但是你责无旁贷，不能不接。明智的做法是"快接诊"，然后是"快诊断"和"快处置"——病人尽快转危为安了，你背上的这一大堆责任也就没有了。

综上所述，"接诊"的重要性，在于它是一次被法律之眼紧紧盯着的医疗活动的开始。而在急诊这样一个以快捷为特征的诊疗活动中，接诊尤其重要！

什么叫"快接诊"

尽量缩短病人的候诊时间，必要时不必候诊就接诊，叫作"快接诊"。

从理论上讲，急症病人，尤其是致命性急症病人是不应该候诊的。但实际上他们常常需要候诊，有时甚至要等候很久。有鉴于此，"快接诊"就应该被视为急诊工作的第一个目标。

"快接诊"的新内容

有人会说，快接诊并不是新东西，各科的医生都知道应该缩短病人的候诊时间。

对，不是新东西，但我赋予了新内容：

1. 急症病人候诊的时间应该更短，危重病人则应该"零候诊"。所谓**"零候诊"**，就是一旦危重病人到达诊室，医生应该立即结束手里的工作，马上接诊。

2. 急诊医生接诊时，他对病人的第一瞥，除了通过目光告诉病人"我是你的首诊医生"之外，还要在这一瞥之中，对病人的病情做出初步的评估，对病因做出初步的判断。

这第 2 条，其实就是把检查和诊断提前到接诊阶段进行。

接诊从什么时候开始

为了在第一瞥之中，对病人做出初步的评估和判断，急诊室的诊桌应该正对急诊室的入口摆放，值班医生应该面对诊室的入口就坐待患。

遗憾的是，很多急诊室并不如此，医生侧对入口者有之，背对入口者亦有之。

更让人遗憾的是，很多急诊医生即使你给他安排好面对入口的座位，病人进来时，他也"头不抬，眼不睁"，专等病人在自己面前坐定，才开始接诊。

平诊这样行，急诊不行！

急诊医生应该是机敏的，而不是迟钝的；是主动出击的，而不是被动防守的；是急人之痛和急人之危的，而不是麻木不仁和作壁上观的。

应该明确：**急诊医生的接诊，从病人进入诊室的一刹那，就应该开始了。**

接诊开始时干什么

看。一开始就要注意看病人的性别、年龄、面容、表情、体位、步态、仪表、衣着，进而揣度病人可能有什么病痛，诊断是什么，等等。

一个经验丰富的急诊医生经过这几秒钟的观察，在病人就座之前，对一部分病人的病症就能知其大概了，起码也能知其一二。比如能够知道病人就诊的主要原因，病大概在哪一个系统，病人有什么背景性疾病，等等。有时甚至不必发问，不待病人陈述，就能做出正确的诊断。我称之为**"一望而知"**。

 故事3 果然

春天。我正给一个病人看病。一个六十多岁的老先生手里拿着就诊号走进诊室。

我马上注意观察他。见他往候诊椅上坐下去时，略有异常——先用半个臀部坐下去，然后再把整个臀部放平。

于是我马上想到可能是肛门或睾丸疾病。鉴于睾丸炎春季多发，而且前几天就来过一个睾丸炎病人，根据"无独有偶"现象（第七章第四节），我想可能是睾丸炎。一问，果然。解开裤子一看，一侧睾丸大如鹅蛋。

一个青年急诊医生应该努力获得这种"一望而知"的能力。这一点，下面我深讲。

第四节　快诊断

"快诊断"似乎也无需详解，因为急诊工作既然以快捷为特征，其诊断自然更要快。但其实不然，以下两条，你知道吗？

快诊第一条：不求完整，但求迅速

诊断是治疗的指针。从理论上讲，一个诊断应该是完整的，即应该包括病因、病理形态和病理生理。这种完整的诊断，能够正确地指导其后的治疗。所以理论上讲，应该是"先诊后治"，即等到得出完整的诊断之后，才开始施治。

但是在临床上，一个完整的诊断不是一下子就能得出的，它需要经过很多思考和检查，必须经过很多局部的、粗浅的、暂时的认识才能渐渐得出。相对于完整的诊断，那些对疾病的局部的、粗浅的、暂时的认识就是"初步诊断"。

所以虽然从理论上讲应该"先诊后治"，但是如果病人的某些病痛不容等待，那也得根据"初步诊断"先行处置，在临床上其实不少时候都是"边诊边治"。而急诊更是一个**"边诊边治"**的工作。

也就是说，为了迅速地"解除痛苦，逆转危险，挽救生命"，急诊要求医生迅速地得出一个初步诊断，然后根据初步诊断迅速地做出一个初步处置；然后再得出一个初步诊断，再做出一个初步处置。

这样，我们对急诊的诊断，就不求完整，但求迅速。也就是说：一时得不出完整诊断，可以；迟迟得不出初步诊断，不可以！

比如：

小而言之，你可以不知道病人为什么发热，但你必须知道病人正在发热；你可以不知道病人为什么有黄疸，但你必须知道病人已有黄疸；你可以不知道病人是脑梗死还是脑出血，但你必须知道病人已有脑功能障碍，等等。

大而言之，你可以不知道病人休克的原因，但你必须知道病人已经休克了；你可以不知道病人为什么心脏停跳，但你必须知道已经停跳了；你可以不知道是病人腹腔里的哪个脏器出血，但你必须知道正在出血了，等等

这就要求你一经接诊，就必须迅速地、不断地拿出一个又一个初步诊断。

需要指出，**接诊 3 分钟后，你就应该拿出第一个初步诊断！**

快诊第二条：问检判，全得快

诊断工作包括问诊、检查和判断（初步诊断）三个环节，简称"问检判"。

所以要想快诊断，"问检判"都必须快。而且这三者还必须紧密衔接，没有间断。这是急诊诊断的**难点**，但也是急诊医生最光彩夺目的**亮点**，因为在所有各科的医生里，只有训练有素和久经沙场的急诊老将才能做到。

第五节　慎　诊

诊断要快，但是不能一味求快而草率；因为草率就容易误诊或漏诊，这一点请看实战篇第九章第一节的【病例 29】。

什么是"慎诊"

一个非急症病人如果误诊或漏诊，常常还可以补救；而对急症病人，那就无异于雪上加霜、火上浇油、落井下石！

所以，**急诊不能误诊！**

所以，我在强调了诊断要迅速之后，又强调诊断要慎重；在提出"快诊"之后，又提出"慎诊"。

所谓"慎诊"，就是小心谨慎，力求不误、不漏地做出诊断。

急诊科的慎诊

当然，任何一个事物都有两面性，"慎诊"同样也有两个方面：

1. 不要把有病当成无病，把大病当成小病，把危险性疾病当成非危险性疾病。

2. 不要把小病当成大病，把无病当成有病。

但是在急诊科，要侧重于前者。比如不能把急性心肌梗死当成是急性胃炎、牙疼或胳膊疼，即使是当成心绞痛都不应该。

危险性急症病人可以逃生的时间，本来就非常短暂。而病人发病之后又常常姗姗来迟，以致到达急诊室时真可以说是山穷水尽、千钧一发。这时我们急诊医生如果再把危险性疾病当成非危险性疾病，那就无异于把已经走到悬崖上的人推下深渊！

第六节　快处置

接诊、诊断和处置，哪个阶段最重要呢？

处置阶段。因为急诊的三个目的——解除痛苦、逆转危局和挽救生命，全要在这个阶段完成。所以，接诊要快，诊断要快，处置要更快！**优秀的急诊医生，是能够迅速做出处置的医生。**

但事实却相反，处置常常比接诊和诊断慢。

慢在哪了？

这要先分析一下处置这个阶段的构成。

处置的两个阶段

1. 决断阶段　做出了诊断后，决定对病人做什么处置。

2. 实施阶段　决定了做某项处置后，实施这项处置。

处置的两个延迟

这两个阶段都需要花费时间，所以搞不好，就会发生我在第二章第三节里讲的那两个延迟：

1. 处置决断延迟。

2. 处置实施延迟。

处置决断——要快！

决断慢，主要慢在我们的脑子上：

首先，我们不太知道，见到病人的什么情况应该做什么处置。这就要求我们努力丰富处置知识。

其次，病人的一种情况，有时会有几种不同的处置方法；我们知道这些方法，但是在抉择采用哪种方法时优柔寡断。这就要求我们养成果断抉择的能力。

处置实施——要快！

实施慢，原因有三：

1. 操作不熟练。这就要求我们勤学苦练。

2. 急诊用品（药品、器械、设备）的备用状态不好。这就要求我们加强管理（第二十二章第四节）。

3. 急诊室里常常人手不足，何况很多处置需要多人参与才能实施。这就要求我们加强人员调度。

第七节 "三快"的要义

"三快"是急诊医生不同于其他科室医生的特征。

"三快"是急诊医生的工作目标。

"三快"是急诊医生的学习目标。

"三快"是可以带动全部急诊学习活动的引擎。

比如你想做到"快诊"，那你就得熟知全部内科急症的症状、体征和辅助检查；你想做到"快处置"，那你就得熟知全部内科急症的治疗和抢救。

所以初学者一入急诊科，就应该紧紧抓住"三快"，从"三快"入手，并以"三快"为目标，带领自己的全部学习活动，而且在你学成后的工作和继续学习中，还要紧紧抓住"三快"不放。

预则立　不预则废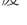

第五章　濒危意识　濒危状态

危险性急症的发现、诊断和抢救，是全部急诊工作中最重要的工作。那么，如果一个急诊医生能够迅速地发现并成功地抢救危险性急症，他是否就可以算是一个优秀的急诊医生呢？

在研究这个问题之前，必须先搞清楚危险性急症是怎么来的。

第一节　危险性急症是发展而来的

在病家看来，危险性急症是祸从天降。但是我们应该知道，它不是从天上掉下来的，它是发展而来的，而且它的发生和发展都有一定的规律：很多急症发作之初病情并不危险，只是在病情加重之后，或者有了并发症时，才危险。即使是那些一开始就具有危险性的急症，在发作之初，危险程度也较轻，以后才加重。

第二节　更重要的工作　更重要的责任

现在我们可以研究上面那个问题了。

我的观点是：只注重诊治危险性急症，不能算是一个优秀的急诊医生。

这是因为：

1. 限于目前的急诊急救水平，有些危险性急症的抢救难度很大，不是都能成功；而且即使病人获救，其身心也受到了严重损伤。

这提示：你会抢救，但病人未必都能获益。

2. 危险性急症，有一部分在到达急诊室之初，甚至在收留观察之初，都不是危险性急症，病情的恶化，是病人在急诊室里候诊和就诊、在观察室里观察和治疗时发生的；即使到院前就是危险性急症，后来其危险程度的加重，很多也是在急诊室或观察室里发生的。也就是说，这一切的严重变化，都是在我们的眼皮底下发生的！

这提示：你会抢救危险性急症，但你不会阻止危险性急症的发生。更尖锐地说：把一个人从险境中救出来的是你，让一个人进入这个险境的也是你！

鉴于上述两点，一个急诊医生仅有很高的诊断和抢救危险性急症的能力，仍然算不上是优秀的急诊医生。

对此，有人会不以为然地说，一个人罹患急症时，他身上什么变化都可能发生，那些由"非危"而"危"、由"轻危"而"重危"的变化，不能都让急诊医生负责。

可是如果你不是一个文过饰非的人，你认真地调查和分析了这些由"非危"而"危"、由"轻危"而"重危"的过程，你就会发现，其中很多都有我们的过失。因此，我们不能只满足于能够及时发现和抢救危险性急症，我们还有一个更重要的工作和一个更重要的责任，那就是：

不让任何一个急症病人从"非危险"变成"危险"，从"轻危险"变成"重危险"。

这不是我无中生有、额外强加给大家的工作，这是急诊工作本来就有的内容，只是我们以前没有看到而已。

当然，要完成这个工作，要承担这个责任，需要我们付出更多的精力，也要求我们具有更强的敏锐性和更多的知识。

第三节　预防为主

"凡事预则立，不预则废。"（《礼记·中庸》）

这是一个古老的智慧。在这个智慧的指引之下，千百年来，各行各业的人们都知道平日对自己工作中可能发生的不良事件要事先做好准备，以免事到临头措手不及；如果可能，甚至还要预先做出处置，不让这个事件发生。

于是在新中国成立之初，这个智慧就催生了"预防为主"这个医疗卫生工作的方针，这个方针指导着医疗卫生的全部工作。

第四节　急诊预防

那么我们急诊是不是也应该接受"预防为主"的指导呢？我们在它的指导下应该怎么工作呢？

长期以来，我们忽视了这两个问题，因为我们认为急诊医生每日每时所面对的是既成事实的事件；这些既成事实的事件，其频发、其严重、其紧迫、其复杂，已经让我们穷于应对，我们还有什么精力去考虑那些尚未形成的事件呢？

确实，那些事件尚未形成；可是一旦形成了，会对病人造成多大的伤害呀！人家找人叫人、找钱借钱、找车雇车，风风火火地把病人弄来；而且人已经到了医院、到了急诊室，甚至已经到了观察室了、已经开始治疗了，最后还因为我们的疏忽而死亡，我们不内疚吗？

在急诊科，真正需要抢救的急症，仅是"偶或有之"；而从"非危"而"危"、从"轻危"而"重危"，甚至从"活"而"死"这些危险性变化的可能性，却是"时时有之"！

所以急诊需要预防。

不过应该指出，这里所谓的"急诊预防"，不是院外的、社区的、家庭的预防。"急诊预防"，是急诊科里的预防，是**预防急症由"非危"而"危"、由"轻危"而"重危"的变化**。

既然如此，那么"急诊预防"应该做些什么工作呢？

两项工作：

1. 评估   评估每一个急症是否即将发生由"非危"而"危"、由"轻危"而"重危"的变化。

2. 干预   如果存在上述可能，就立即干预，以防这一变化发生。

你要知道，"危险性急症的急诊科预防"可是急诊医学的一块等待开垦的处女地呀。"此殆天所以资将军，将军岂有意乎？"（《三国志·蜀书·诸葛亮传》）

第五节 濒危意识

要做到急诊预防，首先要提高急诊医生对这项工作的认识。为此，我提出"濒危意识"这个概念。

"濒危意识"，就是急诊医生对非危险性急症转变成危险性急症，轻度危险性急症转变成重度危险性急症这一现象的全面认识，这些认识包括：

在急诊室和观察室里的每一个急症，都可能发生由"非危"而"危"、由"轻危"而"重危"的变化；这些变化，严重威胁病人的生命安全；这些变化，可以预防；预防这些变化，可以使病人免遭严重伤害，可以使急诊摆脱被动局面，由仓促应战变成主动出击，可以用较小的急诊资源换取大得多的效益，可以大幅度降低急诊医生和护士的工作强度；预防这一变化是急诊工作的重要内容之一，未能预防这一变化是急诊工作的重大失败；预防这一变化是急诊医生的重要职责之一，未能预防这一变化是急诊医生的重大失职。

这些认识非常重要，因为一个急诊医生只有有了这些认识，他才能够自觉地、积极地做好急诊的预防工作。

第六节　濒危状态

为了防止病情向"危险"和"严重危险"转化，病人处于哪种状态时医生就应该做出处置呢？

为此，我再提出一个概念，这就是"濒危状态"。

"濒危状态"，就是非危险性急症即将转变成危险性急症时，或者轻度危险性急症即将转变成重度危险性急症时病人的状态。病人一旦进入了这种状态，急诊医生就应该立即做出处置，以防发生这种变化。

那么这种状态到底是怎样的呢？

应该说，它是一个比较模糊的状态，因为在辨别它时，没有一个明确的指征，也没有一个可以量化的尺度。

虽然如此，但这并不是说濒危状态不可知；相反，每一个急症的演变，每一个急症的并发症的发生，都有规律。因此只要做到以下五点，濒危状态完全可知。这五点是：

1. 高度重视急诊工作中的预防工作。
2. 培养和加强濒危意识。
3. 熟知每种急症的演变规律。
4. 熟知每种急症的并发症的发生规律。
5. 密切观察每一个有可能进入濒危状态的病人。

认识濒危状态，至关重要。因此，急诊医生应该对所有内科危重症的"濒危状态"，都有所认识。

但是非常遗憾，限于篇幅，本书不可尽述。我仅在实战篇第三章讲心脏骤停的濒危状态，在实战篇第四章讲休克的濒危状态，请大家届时注意阅读，并请大家举一反三，自己总结其他危险性急症的濒危状态。

第七节　优秀急诊医生的更高标准

一个急诊医生能够迅速地发现并成功地抢救危险性急症，他还不能算是一个优秀的急诊医生。要想成为优秀的急诊医生，他还必须具有：

1.很强的"濒危意识"。

2.很强的发现"濒危状态"的能力。

3.很强的处置"濒危状态"的能力。

这三个，是优秀急诊医生的更高标准。每一个初学急诊的人，都应该用这个"更高标准"来衡量自己、鞭策自己。

急诊五字诀　保解高快不 ○

第六章　急诊工作的要点

你已经看了五章了，现在你是不是感觉：急诊的工作内容也太庞杂了！我能干好吗？

确实庞杂，不过不要怕，这一章我就给你把这份庞杂的工作归纳成五个要点，帮你干好这份工作。

第一节　切实保障生命　迅速解除痛苦

要做好一项工作，必须先了解和牢记这项工作的宗旨，并且努力实现这个宗旨。

但遗憾的是，很多青年急诊医生参加工作之后只忙于学理论、知识和技术，对急诊工作的宗旨却不甚了然；即使知道一点，一上班、一忙起来，就很少考虑"宗旨"这种看似"虚无"的东西了。

"宗旨"看似虚无，但它却能够指引你把工作做好，所以不可不知。

急诊工作的宗旨有二：

1. 切实保障生命安全　病人川流不息，工作千头万绪，每个病人都需要你关照，每个方面都需要你思考。可是你一定要知道，这些病人之中有一部分是危险性急症，他们的生命正在危急之中；还有一部分虽然尚不危险，但是正在向着危险发展：切实保障这两部分人的生命安全，是急诊工作的第一要务！

2. 迅速解除身心痛苦　至于那些非危险急症，虽然并不危险，但是病人都有病痛在身，而且这些病痛有时还十分剧烈，因此迅速解除他们的身心痛苦，是急诊工作的又一要务。

第二节　对病人的生命和健康高度负责

很多青年急诊医生以为，只要掌握了急诊的理论、知识和技能，就能做好急诊工作。可是当他们掌握了这些之后，仍然做不好，而且有时还会与病家发生严重的纠纷甚至冲突，搞得自己非常"郁闷"。

这是因为什么呢？

原因很多。其中重要的一个，就是他们的"知而不行"。即他们知道应该做什么，也知道怎么做，甚至还很会做，但是并不一定都去做，即"不作为"。

为什么"知而不行"呢？因为急诊已经很忙了，如果应该做的都做，还不累死！

解决这个问题没有别的方法，还是那句老生常谈——"加强责任心"。因为做与不做，都是医生的内心问题。而内心的问题，你监控、督促和惩戒都无效。解决这种问题，需要医生的自觉、自省和自律。也就是说，需要医生自觉地为病人的生命和健康高度负责，即为了病人的生命和健康，积极、迅速和准确地做好分内一切应做的工作。

这是急诊工作的又一要点，也是一个难点。因为它需要良心，而如今，凭良心干急诊，很难。

但是难则难矣，一旦做到了，它就会使你出类拔萃、光彩照人！

怎么才能有这个良心呢？请看第四编"急诊人文"。

第三节　对"危险"和"危险的变化"高度警觉

做不好急诊工作，除了因为我们的"知而不行"外，另一个原因是我们的"警觉"不够。

"警觉"是"对危险或情况变化的敏锐的感觉"（《现代汉语词典》）。

急诊是救人危难。而要救人危难，首先必须感觉到病人身上存在的危险，或感觉到病人身上由"非危"而"危"、由"轻危"而"重危"的变化（简称"危险的变化"）。

"感觉"，是客观事物的特性在我们头脑中引起的反应，这种反应是一个心理过程，这个心理过程有两个"子过程"：

1. 感到　我们的感官"感到"（看到、摸到、叩到、听到、嗅到）了那些危险的症状和体征，也"感到"了那些危险变化的表象。

2. 想到　但是"感到"还不是"感觉"。只有这些症状、体征和变化使我们"想到"了某个急症，或某个并发症，或某种病理变化，才是一个完整的"感觉"。

请大家记住下面这个公式：

感到 + 想到 = 感觉

由此观之，"敏锐的感觉"，就是迅速地"感到"，再加上迅速而又准确地"想到"。

由此观之，**"对危险和危险的变化高度警觉"**，就是要时刻使自己的精神保持着这样一种状态，这种状态使急诊医生既能迅速地"感到"病人身上的危险和危险的变化，又能迅速而又准确地"想到"这是什么疾病或什么病变，我称之为**"急诊的警觉"**。

这实在是急诊医生的一个最基本和最重要的能力。

第四节　快接诊　快诊断　快处置

"快捷性"是急诊的特征。不够快捷的急诊，就不是真正的急诊。

但是不少急诊医生并没有认识到这一点，他们实际上是"用平诊的速度，做急诊的工作"。也就是"龟速"地工作着。他们心安理得地这么"龟速"地工作着，弄得病人堆积、家属愤怒、病情恶化，最后引发了医疗纠纷和医疗事故，还抱怨。你抱怨什么？还不是因为你太慢了？

第五节　六　不

要想做好一项工作，除了要知道工作的宗旨之外，还要给自己制定出工作目标，而且工作目标必须明确和具体。

急诊工作的不同方面，有不同的目标。

早在本书开篇，我就提出了三个目标：诊断迅速，处置迅速，缓解迅速（第一章第四节），这些是"诊疗速度方面"的目标。

现在我再提出一个"诊疗结果方面"的目标：

在诊断上要做到，不误诊，不漏诊，不迟诊，不失诊（第二章第三节）；在治疗上要做到，不死亡，不残废。简称：不误、不漏、不迟、不失、不死、不残；再简称：**"六不"**。

设定这样的具体目标，有重要意义。因为急诊医生如果能在工作中孜孜以求，想方设法地达到这些目标，就能使急诊工作各个方面的质量达到更高的水平。

第六节　急诊五字诀

最后总结一下，急诊工作的要点是：①切实保障生命；②迅速解除痛苦；③对病人的生命和健康高度负责；④对危险和危险的变化高度警觉；⑤快接诊，快诊断，快处置；⑥不误，不漏，不迟，不失，不死，不残。

这六条中以"对病人的生命和健康高度负责"最为重要。

为便于记忆，六条要点缩写为：一保，一解，两高，三快，六不。

"一保，一解"是宗旨；"两高"是态度；"三快"是方法；"六不"是目标。为便于记忆，以上六条要点再缩写为五个字：

保，解，高，快，不。

以上五字，我称之为**"急诊五字诀"**。

切切为记！

"基本理念"这一编到此就讲完了。我之所以把这些基本理念放在第一编里讲，是因为它们是统率全书的灵魂，进而也是统率你将来全部急诊工作的灵魂。

灵魂重要，但是仅有灵魂还不够，你想干急诊，你还得学很多东西。而且如果你学不得法，你想学也学不到。怎么办？

且听下编分解。

第二编　学习方法

　　本编我就讲怎么运用第一编的那些基本理念，去指导自己的学习。

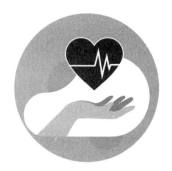

第七章　五字学习法

你要始终注意**"在工作中学习"**。因为你所要学习的那些东西，其中很多连教材里都没有，它们散在于和隐藏于你的日常工作之中。

第一节　边干边学

学急诊，大多数是毕业之后先跟着高年资医生一边工作、一边学习一段时间，然后才独立值班，也就是"边干边学"。

"边干边学"是一种全新的学习，比之学校里的学习，它更困难，因为它是一种"无形的学习"：没有课堂，没有教材，没有老师，没有作业，没有考试，也没有毕业——它将伴随你几十年，直到你退休。

既然如此，我们就应该认真研究它。

第二节　五字学习法

急诊需要学习的东西非常庞杂，庞杂得让你眼花缭乱。面对如此庞杂的学习内容，你必须能够提纲挈领。

我把这个纲领概括为五个字：干、看、听、问、观。

干——值班，看——看书，听——听讲，问——提问，观——观察。

我把这个学习方法叫作**"五字学习法"**。大家一定要牢牢抓住这五个字。下面分而述之。

第三节　干——实践第一

实践第一

在医院里的学习，与你在大学里的学习截然不同：

在大学里，学习的启动者是老师，学习的起点是听课。老师讲，你就得去听；回来就得看，就得理解，就得记忆，就得应考。

而在这里，学习的启动者是你自己，学习的起点是你自己的临床实践。上班，你就得干；不会干，下了班就得看书和听课；看了书、听了课，就得理解，就得记忆。

可见，在大学里，一切都围绕着冷冰冰的书本；而在医院里，一切都围绕着活生生的病人。所以，在大学，我们的口号是"发愤读书"；而在医院，我们的口号是"实践第一"。

新的学习特点

1. 边干边学。

2. 自学为主，听讲为辅。

3. 临床实践为主，看书、听讲为辅。

这不仅是你今天的学习特点，也将是你今后一生的学习特点。谁抓住了这些特点，谁的学业就能长进。

"实践第一"意味着什么？

它意味着：你来到急诊科的第一天，就得上班工作；你得去干有关诊断、抢救、观察、治疗的一切大大小小的事情；你的绝大部分时间是在干活儿，而不是在看书。

总之，"干"就是学习，而且谁干的活儿多，谁学到的东西就多。

第一句赠言："业精于勤，而毁于惰"

既要学习，又要工作；而且工作又是急诊这种既苦又累的工作，学习又得边干边学，所以极易心生怠惰。尤其是工作了一段时间，可以独立值班了之后，这种怠惰之心更易产生。在这里我对大家有一言相赠："业精于勤，而毁于惰。"

"懒"是你的第一个敌人！

有些人实在是太懒了——"举手之劳"就能把东西学到，可就是不"劳"。请看：

故事4 等一会儿

那天傍晚我在急诊室值班，我发现了一个急性青光眼病人。恰好此刻一个实习生端着一饭盒热气腾腾的面汤走了进来，我知道他没见过急性青光眼，就叫他过来看看。

可是他到诊室里来是要找一件什么东西，好像一进来就找到了，他听我招呼他，并没有过来；而是端着面汤一边往外走一边应声："好，等一会儿。"

半个多小时之后他才回来，显然是把那盒面汤喝下去了。他进了急诊室东张西望地问我：

"病人哪？"

"走了。"我不动声色地回答。

"哪去了？"他又问。

"上眼科了。"我仍然不动声色地回答，并且注意他作何反应。如果他是一个好学的人，即便到了这一步也能补救——他现在跑步到眼科，完全能看到那个病人。可是他没有。结果，一次见习的机会失之交臂，竟毫不知惜！

遇上了一个急性青光眼的病人，老师让你过来看看，不过就是让你看看病人的眼睛。急性青光眼病人的眼睛十分特殊，一望可知，花不了你半分钟，可你就懒得看。

在这本书里我还要讲很多"边干边学"的学习方法，这些方法可以使你学到的东西比别人多。但是这有一个先决条件，那就是你必须勤快。如果你懒，这些方法就都不灵了。

第二句赠言：《明日歌》

实习与看书不同：书在你手里，什么时候都能看；而实习则需要实践的机会，这种机会稍纵即逝，再来不知何年何月。

机会为什么会失去呢？

第一是懒，见到了机会，但是懒得伸手去抓。

第二是认为机会明天会再来。

谈到这里，我的第二句赠言大家就知道是什么了。对了，是《明日歌》：

明日复明日，明日何其多？

我生待明日，万事成蹉跎！

在"干、看、听、问、观"中，"干"是最重要的。在这一节里，我仅仅讲了干的重要性，至于在急诊室、抢救室和观察室里到底应该怎么干，以及怎么在干中学习，那是本书的重心，从第三编起，我将进行充分的阐述。

第四节　看——书看两头

看到这里，有人会问：既然是"实践第一"，那还要不要看书呢？

当然要看，问题是：怎么看？

遇见什么病　就看什么书

在学校，我们一直是一个系统一个系统地看。现在要上班了，还这么看呗。全看看不过来，先看一个系统的；循环系统最重要，那就先看它。

这不行。因为在临床，你所见到的疾病并不是按照"系统"出现的。比如，你花了很多时间看了循环系统的所有疾病，可是你一个也没遇到；等将来遇到了，当初看的书又早都忘了（"只看书不看病"容易遗忘）。

急诊真忙，时间真浪费不起，明智的做法是遇见什么病，就看什么书。

可是这只说了看什么书，那么书到底应该怎么看呢？

这可以归结为一句话："书看两头"。具体说就是：

1. 事前看。

2. 事后看。

3. 认病。

下面分而述之。

事前看

这就是预习和复习。工作中遇到的疾病，大家在学校里都学过，但难免遗忘。预习和复习可以恢复你的记忆，从而使你的学习处处主动。

"事前看"有以下四种形式：

1. 在参加临床工作之前看。把常见的内科急症复习一遍。重点看"诊断"和"治疗"，做到会诊断、会处置即可。

2. 在高发季节到来之前看。很多疾病有高发季节，比如秋冬之际的急性心肌梗死，冬春之际的发疹性传染病。因此应该在一种疾病的高发季节到来之前复习一遍。

3. 在操作某项诊疗技术之前看。 在病人身上第一次练习一项操作技术，最令初学者兴奋，但又最令初学者畏葸不前。可是如果事先已经熟知这项操作的每一个细节，那就好一点儿。因此进入急诊室之前，应该把常用的检查操作和治疗操作复习一下。以后遇到操作机会，操作之前再翻书复习一下，这可以使你"胸有成竹"。何况互联网上这些诊疗操作的视频还应有尽有呢。

4. 在"久违疾病"到来之前看。

什么是"久违疾病"

我在第六章第三节里讲过："警觉"就是能够迅速地"感到"病人的异常，并且能够迅速地"想到"这是什么病。"警觉"是急诊医生的一个最基本和最重要的能力。

但可惜的是，医生对一个病的警觉不会"地久天长"，如果你很久没有见到这个病了，这个病我称之为"久违疾病"，你就会丧失对它的"警觉"：当病人突然出现在你面前，你就会想不到它，甚至连病人身上那些明显的异常你都会"视而不见，听而不闻"。这多可怕啊！

怎么办？

那就在"久违疾病"到来之前看看书，警觉就恢复了。而恰好有些病有高发季节，这样，我们就可以在高发季节到来之前看看书。

可是更多的病没有高发季节，我们无法知道什么时候将会遇到什么疾病，怎么办呢？

我告诉你：急诊室里有一个现象，它能事先提醒你"久违疾病"即将到来。

急诊室怪现象 1："无独有偶现象"

长期在急诊室工作的医生，只要细心，就会发现这些并无高发季节的疾病，其出现往往是成批的。即某一疾病并不是在一年之中的哪一个季节里集中出现，但却在几天里集中出现，即出现了第一例之后，往往几天之内，甚至当天或当班就出现第二例、第三例。

某种急症，先是"久违"，然后不知哪一天突然"不期而至"；随之第二例、第三例"纷至沓来"；以后又是一段时间的"消声匿迹"；然后不知哪一天又"纷至沓来"。

这是一个多么奇怪的现象啊！我称之为**"无独有偶现象"**。

除此之外，急诊室里像这样的怪现象还有好几个，在以后的篇章里遇到时，我会告诉你们，请注意阅读。

那么何以会出现"无独有偶现象"呢？

我做过分析：

一种疾病的出现可能与季节无关，但很可能与某种气象条件有关，比如气温、气压和湿度；这样，一种气象条件就会诱发几个病人相继罹患同一种急症，而相继来到同一间急诊室。

然而奇怪的是，有的急症与气象条件显然无关，但是也常常集中出现。比如有一年我们急诊科只来了两批亚硝酸盐中毒，而且这两批中毒的地点和方式完全不同，但是却相距仅仅 15 个小时。

这怎么解释呢？

"无独有偶现象"的重要意义

不管怎么解释，"无独有偶现象"在急诊室里是确实存在的。这样，承认、认识并重视这个现象，对急诊工作就有重要意义：

当你得知别的医生发现了第一例"久违病例"时，你就会想到第二例可能很快就会到来，于是你就会对第二例保持高度"警觉"。这样，当第二例出现在你面前时，你就能迅速地"感到"它，进而能迅速而又准确地"想到"它。

对危险保持高度警觉，是急诊医生的一个最基本和最重要的能力。而重视"无独有偶现象"，是保持"高度警觉"的一个方法。

在"久违疾病"到来之前看书

得知"久违疾病"就能提高对它的警觉，但是这需要一个前提，那就是医生对这个"久违疾病"很熟悉；否则得知了也是枉然。

所以如果不熟悉，就应该马上看书，以迎接它的到来。

这就是在"久违疾病"到来之前看书。

养成"接班问"的习惯

可是有人会问：我怎么才能得知别的医生发现了第一例"久违病例"呢？

为此，我养成了一种习惯，我称之为**"接班问"**习惯，即到急诊室接班时，总要问一问交班的医生遇到了什么"久违疾病"。

如果我对这个疾病恰好已经生疏了，我一定翻翻急诊手册（值班必带）；如果还没有生疏，那么出现"久违疾病"的这一信息，也可以使这个疾病在我的大脑里活跃起来、"预热"起来。这样，如果真的碰到它，我就可以马上"感到"和"想到"。

有一年从五月份起我就再也没见到一例气胸。可是九月份的一天，我从交班医生那里得知他发现了一例气胸，我马上提高了对气胸的警觉。结果在此后一周之内遇到了三例气胸，我都及时和正确地做出了诊断，其中一例的体征极不明显。

与同事交流疾病信息非常重要。可是我们的很多医生，要么老死不相往来，要么到了一起就聊大天儿，谈生活琐事和俗事，甚至飞短流长、播弄是非，而看病和学习的事很少涉及。

在这里提醒青年急诊医生：你周围的那些人以什么状态生活和工作的都有，劝君"择其善者而从之"（《论语·述而》）。

要在同事中找到好学的善者，两人见面，寒暄几句之后，就进入正题——交流疾病的信息。要注意：寒暄别过三句，交流多多益善。

建立微信群

"接班问"这么好，但仅仅是你去问同事。如果同事还能主动告诉你，岂不更好？

那就把"久违疾病"的重要告诉同事们，大家取得共识，然后建立一个微信群。

至此，"事前看"的四种形式都讲完了。

那么，"事后看"呢？

事后看

这就是每遇到一例以前没见过，或者虽然见过但知之不深的病例之后，都要看看书。诊断对了、治疗对了的，通过看书得到了印证，可以加强记忆；诊断错了、治疗错了的，通过看书可以得到纠正，记忆则更深刻，有时甚至终生不忘。我把它称为**"看病后看书"**。

"看病后看书"，不仅是你今天的学习方法，也是你一生的学习方法。从现在起就要养成这种看书的习惯，而且终生不改。

不过有人会问，看过了一例自己已经熟知的疾病，事后还要不要看书呢？

也要。学无止境，最忌自满。你自以为熟知了，其实如何呢？即使真熟知了，但是医学日新月异，现在这个病的新进展你知道吗？

📖 故事5 沾沾自喜之后

肠伤寒这个病，我早在农村当赤脚医生时就见过多例。后来回到城市，就再没见到了。

这年六月里的一个夜晚，一辆汽车突然开到急诊部门口，一群人旋即涌入诊室。我在第四章第三节里讲过，"急诊医生的接诊，从病人进入诊室的一刹那就应该开始了"。我马上朝这群人看去，想通过这一瞥知道谁是病人，以及他得的是什么病。

这群人从装束看，像是乡下人，其中一个人个子很高，他的头突出地显露在众人之上，面红耳赤，表情痛苦。

这是"高热病容"啊！

无疑，他就是病人。

果然都没看错：从东郊区农村来的，高烧七八天了。

询问治疗经过：西医、中医乃至巫医都看过了；正方、偏方也都吃过了，可是"百无一效"。听心肺：只见胸、背都被刮痧刮得紫痕累累；心率不过六十几次，而此时他的体温起码也在 39 ℃以上。

这是"相对性缓脉"呀！

我马上想到了肠伤寒，当即收留观察，次日收留住院，以后就开始了我的"追踪观察"（本章第十节）。

最后经肥达试验确诊为肠伤寒。这是那年我们科发现的第一例肠伤寒。

我认为，对于传染病来说，一年之中的第一例很重要，因为它可以使其他医生提高警觉。所以我主张建立**"首例传染病科内通告制度"**，以让科里所有医生知悉。

我还认为，发现首例传染病的医生，可以被认为是对此病有了解、有警觉。

所以发现了这第一例肠伤寒后，我沾沾自喜了好几天。可是后来我静心一想才发现，其实我对肠伤寒的诊断还停留在赤脚医生的水平上。因为那时我就知道"稽留高热"和"相对缓脉"是肠伤寒的诊断线索。那么现在肠伤寒的诊断有何进展呢？于是我翻书重点看了实验室诊断和治疗方法。

认　病

"认病"这个词在《现代汉语词典》里没有，但是在我们医生的"词典"里有，它的意思是：知道某个疾病的基本知识（概念、病理、临床表现、辅助检查、诊断和鉴别诊断），而且在临床上见过罹患这个疾病的病人，因此能够独立诊断这个疾病的某个体征或症状，甚至能够独立诊断这个疾病。

显然，"认病"是一个既有书本学习，又有实践学习的"双向"学习过程，即你既要知道一个疾病的全部知识，又要见过罹患这个疾病的人。

那么怎么认病呢？

认病的两条途径

1. 先见病人后看书　即你身边有上级医生，他告诉你所面对着的这个病人身上有什么症状和体征，并告诉你这是什么病；然后自己回去看书，进一步了解该病的其他知识并记之。对于"看书"而言，这是"事后看"。这个学习过程主要发生于课间实习和毕业实习，以及刚参加工作时的规范化培训和各科轮转。显然，这是一个初级的、有人在侧指导的学习方式。

2. 先看书后见病人　即先看书学习某病的全部知识，然后在临床上遇到罹患该病的病人，再凭借那些知识自己独立做出正确诊断。对于"看书"而言，这是"事前看"。这个学习过程主要发生于你的带教老师和上级医生都离开你之后、你自己独立工作的漫长岁月中。显然，这是一个高级的、无人指导的、自学的学习方式。

"先看书后见病人"更重要

"先见病人后看书"那条途径，好则好矣，但不会永远摆在你面前、永远让你走下去。因为很快你就得独立值班了，你身边不会再有别人了。而且即使有，随着你职称的升高，别人也不好意思指点你了。这样终于有一天，当你再见到一个你从未见过的病人时，你不要期望会有人告诉你这是什么病。

这是一个"前不见古人，后不见来者"的可怕时期！

怎么办？

没有别的办法，只有"先看书后见病人"。所以在这个意义上，"先看书后见病人"更重要。

认病与看书

从来未曾亲见过的病，仅凭书本知识，第一次见到就能独立地和正确地做出诊断吗？

能。现在我已经进入我医生生涯的第六个十年了。在第一个十年里，我是内蒙古科尔沁草原深处的一个赤脚医生，我只在最初的那六个月接受了一点儿培训；那时有知者在侧指点，我认识了一些病；但是此后，我就完全是孤身一人了，因为离我们村子最近的医院也远在三十华里之外。可是我还有很多病没有见过。而且我不能滥竽充数，因为每天都有农牧民和他们的家人找我看病。

怎么办？

只有看书，只有"先看书后见病人"。

我二姐听说我当了赤脚医生，给我寄来一本《农村医生手册》，湖南医学院编的，人民卫生出版社出的，内有很多精良的插图。说是手册，其实是一百万字、一千余页、厚厚的一本大书，拿在手里沉重不堪，以致我不得不把它拆分成四册。

就是在这本书的指导下，我自己独立地认识了很多疾病、症状和体征。此后，我不改初衷，继续我的自学，继续我的"先看书后见病人"，一直到今天。

在这五十多年里，我从来未曾亲见、第一次见到就独立地和正确地做出了诊断的疾病、症状和体征，现在回忆大概有如下之多：

疾病：流行性出血热，肠伤寒，甲状腺危象，甲状腺功能减退症，甲状旁腺功能减退症，亚急性甲状腺炎，重症甲型流感，腹型紫癜，扁桃体周围炎，急性化脓性脑脊髓膜炎，流行性乙型脑炎，颞下颌关节脱臼（并且第一次就独立复位成功，此前没有观摩过别人的复位操作），风疹，卵巢囊肿蒂扭转，急性会厌炎，新生儿破伤风，角膜异物（并且第一次就独立取出成功，此前没有观摩过别人的取出操作），百日咳，癫痫大发作。

症状：苦笑面容，黏液性水肿面容，手足搐搦症，肢端肥大症，无脉症，舞蹈症，摸空症，多乳头症，剪刀步态，翼状胬肉症。

体征：上腔静脉综合征，由于气胸引起皮下气肿的握雪征，幽门梗阻的胃振水音征，浮髌征，甲状旁腺功能减退的低钙击面征（Chvostek sign），齿龈铅线征，杵状指征，等等。

"书"是多么可贵呀！

而且你要看到，随着信息化和数字化的前进步伐，书还将变得越来越具体，越来越形象，越来越逼真，越来越绘声绘色，也就是说，终有一天，当你拿起这本"书"的时候，就有如走到了一个活生生的病人身边。

这个日子不会太远了。

题外话："将军岂有意乎？"

在这本书里，我有时会说一点儿"题外话"。这些话貌似题外，但其意还在题内，希望大家认真阅读。

这种信息化和数字化的症状学和诊断学的"书"，目前还没有人来写。不过我想，迟早会有一个人来带头写的。

凡事能成为第一人，是令人神往的。

那么谁将有幸成为写作"此书"的第一人呢？

他就在你们中间，就在你们这些掌握着先进的信息技术和数字技术的青年医生中间，尤其是急诊青年医生中间。因为急诊室和急诊观察室，是各种病症的"陈列室"（第十章第八节），诸君近水楼台先得月。

"此殆天所以资将军，将军岂有意乎？"

当然，这是前无古人的工作，困难一定很多。但是这个难题有解，因为你们有智慧。

书看两头

"事前看"可以指导你的临床实践，"事后看"可以对你的临床实践予以校正、补充和深化，于是我就把这种学习方法称为"书看两头"。

这样说，就摆正了"实践"与"看书"的位置，即把"看书"摆在了次要位置，而把"实践"摆在了主要位置，实践是主要的，看书为实践服务。

对于初出茅庐的青年医生们来说，这是一种新的看书方法。你不能永远待在学校里跟着老师看书。你的学校生活已经结束了，你的新生活——临床实践的生活已经开始了。为了这个新生活，要尽快掌握新的看书方法。

看书如此重要，那我该看哪些书呢？

下面我给你开列一张看书清单，以使你在参加急诊工作之前，能用一两天的时间对常见内科急症做一次温习。

看书清单

一、内科常见急症

1. 呼吸心跳骤停。

2. 急性心肌梗死。

3. 充血性心力衰竭。

4. 心律失常

（1）常见的：房早、房颤、室上速。

（2）恶性的：室颤、室速、三度房室传导阻滞。

5. 休克。

6. 昏迷。

7. 呼吸衰竭。

8. 哮喘。

9. 自发性气胸。

10. 胸腔积液。

11. 上消化道出血。

12. 肾衰竭。

13. 脑血管意外（脑出血、脑梗死、蛛网膜下腔出血）。

14. 中毒（有机磷、酒精、安眠药）。

二、外科常见急症

外科急症中与内科急诊医生关系最密切的就是急腹症。在大型急诊中心，急腹症对内科急诊医生的"骚扰"，几乎无日无之。当然一个内科急诊医生不需要会治疗急腹症，但必须会诊断急腹症。因此大家应该在这上面下点儿功夫。

常见急腹症计有以下 12 个：

三痛——胆绞痛、肾绞痛、输尿管绞痛。

两穿——胃穿孔、肠穿孔。

两破——肝破裂、脾破裂。

两阻——肠梗阻、幽门梗阻。

三炎——阑尾炎、胆囊炎、胰腺炎。

妇科常见急症：

一破一扭转——输卵管妊娠破裂、卵巢囊肿蒂扭转。

五官科常见急症：

喉梗阻——急性会厌炎、喉头水肿、喉癌。

急性青光眼。

后面这六个，既非内科疾病，又非外科疾病，很少见，但却常常先到内科急诊室来，极易误诊。内科急诊医生对它们不可不知。遇到它们时，要"能想到，会诊断，会处置"。我将在实战篇第二编的第十六章、第十七章和第十八章里，结合真实的病例，详细介绍它们的诊断。

有很多非内科急症会误入你的内科急诊室（这是内科急诊室的一个怪现象）；而且偏偏是在你忙得"焦头烂额"时误入，给你"添乱"，让你"无名火起"；不仅如此，如果你一不留神，误诊或漏诊了，你还要负很大的责任呢！

于是有人抱怨：我们内科急诊医生怎么这么倒霉呀！

急诊室怪现象2："内科急诊门最大"现象

不要抱怨。你内科急诊室离急诊部的入口这么近，你内科急诊室的门又这么大，他突然得了急症，被急症急昏了头，可不就往你这里闯吗？所以我把这个怪现象，称为**"内科急诊门最大"现象**。

这个怪现象，你可要永远警惕呀！

急救常用技术：

一按——胸外心脏按压。

一引——胸腔闭式引流。

二切——气管切开、浅静脉切开。

三插——气管插管、三腔二囊管插管、胃插管。

五穿——环甲膜穿刺、腹腔穿刺、胸腔穿刺、动脉穿刺、深静脉穿刺。

以上一共是"十二大技术"，其中对于内科急诊医生来说，最重要的是胸外心脏按压术、气管插管术（实战篇第二章）和环甲膜穿刺术，我称之为**"救命三术"**，不会这三术的，不能上岗！

急诊急救常用设备：

与内科急诊医生关系最密切的急诊急救设备，我称之为"三机"，即：

心电图机、心电监护机（包括除颤机）、呼吸机。

每个内科急诊医生都应该能熟练地操纵这三个仪器。

这"三机"的操作，以及那"十二大技术"，网上都有视频，要反复看，看到烂熟于心；此外还要向你的带教老师和护士们请教。

虽则如此，你还要实际操作才能掌握，这就面临一个怎么抓操作机会的问题。

第五节　怎么抓操作机会

练习操作，不像上实验课那样，可以事先由老师设计好、安排好，然后请你来做。临床工作的操作机会有很大的偶然性，没有人会给你安排，也没有人去请你来，它需要你自己去抓。

怎么抓呢？

学老鹰，别学北京鸭

北京鸭是笼中之物，吃饭有人喂，不想吃就往嘴里"填食"。老鹰是野生飞禽，饿了自己就得飞出去"打食"。

所以在抓操作机会的问题上，我常跟青年医生说：要学老鹰，别学北京鸭。

那么学老鹰的什么呢？

第一学它的眼睛。

要能发现机会。比如我们医院观察室医生通过值班室的窗子恰好能看到急诊室的大门，我在观察室值班时，就留心注意急诊室大门前的动静。一见有救护车来，或有一群人抬着一个病人来，我就知道练习抢救操作的机会来了。可是很多观察医生他就不往窗外看。

第二学它的爪子。

发现了机会还不够，还要抓住机会。这需要一副鹰的利爪。比如，如果我知道抢救室里有重症抢救了，只要观察室里没有危重病人，我就一定到抢救室去看看、练练。

五个诀窍

抓操作机会还有诀窍吗？

当然有，而且可以概括为五句话：

一、守株待兔

既然无法预知什么时候会有练习操作的机会，那就没有别的办法，只有在急诊室和观察室里守株待兔了。即下班之后不要马上回家，要尽量延长在这两个地方的逗留时间。

我在医院里工作了几十年，我观察到，青年医生大致分为两类：

一类，下班就走，甚至没到下班时间就"开溜"，这类医生最终大多碌碌无为。

一类，下班迟迟不走，似乎总有"未竟之事"，有时竟至多日不走。最终，"佼佼者"多出自这类医生。

初学时期一定要在急诊室和观察室里坐住了。操作的机会难得，一旦有了，谁在场谁练；你不在场，没人上家里去叫你。这样有几次，人家就都练会了，你却连看还都没看过呢，你不就落后了吗？

二、住在医院

当然你不可能永远守在那里，吃饭睡觉时总得离开吧？可是练习的机会有时偏偏发生在你出去吃饭睡觉的时候。

怎么办？

劝你在刚参加工作的最初几年，尽量住在医院里，向院领导好好说说，哪怕只有一间斗室或一间陋室都行。然后把你要练习的那些操作都告诉值班医生，把你的手机号码也留给他，请他在有这些机会时打电话叫你。最好再加他一个微信。

在很早以前，刚参加工作的青年医生头几年一律都得住在医院里，一两个月才能离院回家一次看看，当晚就必须回院；而且在院期间，除了吃饭上食堂、睡觉上宿舍之外，都得在病区里。这就是"住院医师"之本意，即住在医院里的医生。这种制度的好处很多，其一，就是能给青年医生提供大量的操作机会。

可是后来，住院医师培养制度被破坏，而且至今不少医院也没有完全恢复，以致不少青年医生以为住院医师就是住院部里的医生，而且还认为住院医师是八小时工作制，"上班来，下班走"天经地义。下班时或将要下班时，遇上有典型病人、典型体征，你留他／她看一眼，他／她都轻则不悦，重则发难呢。

不过这也好，他们都走了，就剩下你，那所有的机会不就都是你的了吗？你就练，大大地练呗。

三、胸有成竹

由于这些操作都是在人的活体上进行的，以前又没干过，所以事到临头不免怯阵。结果是机会来了，却一次又一次地让给了别人，自己一次又一次地站在旁边当看客。

可是有些操作技术的关键步骤不是你在旁边看能看会的。比如气管插管，你在旁边看，看多少次你也不知道人家是怎么插进去的。

那可不可以请带教老师手把手地教呢？

不可以。因为这是抢救。第一，他没有时间手把手地教你。第二，有病人家属在场，手把手地教极易引发医疗纠纷。

怎么办？

先看书和视频，务使这些操作步骤烂熟于心，做到闭上眼就能想到每一步的影像。这就是"胸有成竹"。

四、不当看客

胸有成竹了，胆子就大了，就不会怯阵了，所以见了操作机会就应该抢着干。

故事6　当干将，不当看客

我第一次遇到气管插管时，对这个技术还一无所知。那是一个脑血管意外病人，呼吸突然停了，我不会插，只好在一旁给病人做胸外心脏按压。忙乱之中好像一眨眼的工夫，主治医生就把管插进去了。

他是怎么插进去的呢？

下班之后我就找书看，这叫"事后看"（第七章第四节）。我找了好几种书，但都语焉不详。最后找来《耳鼻喉科学》，讲得详细、具体。我又翻了《解剖学》，把喉部的解剖复习了一遍。于是我就胸有成竹了。

一个星期之后，又是一个脑血管意外病人心跳骤停。当然我还是得先给病人做胸外心脏按压。可是主治医生一到，当他伸手要拿喉镜时，我马上抢了过来说：

"我插！"

"你插过吗？"他问。

"我看过。"我回答。

结果很顺利，一下子就插了进去。

从此，我的座右铭就是"当干将，不当看客"。

书看好了之后，第一次即使当不了主术者，也要当助手，因为当助手时离主术者最近，有可能看清操作的关键性细节；第二次就一定要动手干，在上级医师指导下干；第三次就要独立干。在这里我要请大家再念一遍《明日歌》——在抓操作机会这个问题上，一定不要"明日复明日"地等待。

五、广设耳目

守株待兔时，你在这里坚守，可是机会没在你这里出现，而是出现在其他地方了。

怎么办？

无他，"广设耳目"：

向其他科医生和护士真诚地表示你的虚心，告诉他们你还有多少操作技术没有练过，还有多少虽然练过但尚不熟练，然后恳请他们在有这个机会时，一定劳神叫自己过来练练，最后把手机号码留给他们。甚至可以把这些你想练习的操作技术的清单、你的姓名、手机号以及感谢语都打印在一张纸上，压在他们桌子的玻璃板底下。

需要指出的是，不仅抓练习操作的机会需要"耳目"，观察典型病人、特殊病人和罕见病人时，以及观察典型体征、特殊体征和罕见体征时，也需要"耳目"。

有鉴于此，不如干脆来个"一揽子请求"：把这一切都打印上，最后把感谢语说得更动听一些。

不仅如此，一个好学的人和一个有"心计"的人，他不仅会在急诊科里为自己"广设耳目"，而且还会在医院的各个科室之中结识一些朋友，为自己"广设耳目"。

"广设耳目"，就是广交学友。

在"交友"这方面，曾子为我们展示过一个非常高尚的境界——"以文会友，以友辅仁"（《论语·颜渊》）。那就是不交酒肉朋友，只交学习朋友；其目的是借助学友之力，辅佐自己"仁"的事业。

今天，我们广设耳目，也是高尚的，那就是求得真知，以救死扶伤。

建群当群主

幸运的是，我们今天广交学友，可比曾子方便多了，因为我们有手机，还有微信。尤其是微信，它给我们提供了巨大的便利。现在谁手机里都有十个八个群，可是有"学习群"的，其人几何？

马上建立起你的"急诊学习群"，进而再建立起你的"急诊工作群"，两群你都做群主。

不要"浅尝辄止"

掌握一项技术，需要反复操作，头一两次的成功并不意味着你已经掌握了这个技术，请看：

故事7　山外有山

在〖故事6〗里，我讲到由于我事先看了书而且积极地抢到了机会，气管插管我第一次插就成功了。

事后我很高兴。回家又把书看了一遍，想看看自己是不是"瞎猫碰上了死耗子"。结果，我认定不是，我的操作都是按要求一步一步做的。只是病人头的位置好像还没有像书里要求的那样"尽量后仰"。

这样，第二次插管时，我就按照要求把病人的头尽量向后仰。不料，会厌怎么也"挑"不起来，没插进去。第三次、第四次也是这样插，也都没插进去。

原因何在呢？

我想了很久，后来才发现，头过于后仰会导致颈部和喉部过于紧张，会厌反而不容易"挑"起来。以后就不过于用力往后扳病人的前额了，结果连连成功。

至此，我又以为我完全掌握了这项技术。

不久我又碰上了一个心跳骤停病人，这一次病人好像是咬肌有点紧张，嘴张得不够大，以致喉镜的窥视片勉强才能伸进去，但会厌是怎么也"挑"不起来了。最后不得不请来麻醉科的医生，人家一下就插进去了。

我很想知道他是怎么插进去的，可是当时我正忙于抢救，未能向他请教。不久一个耳鼻喉科的专家来讲课，我向他请教了这个问题，我才知道，麻醉医生们在会厌不能完全被"挑"起来、声门不能充分显露的情况下，也能把管插进去。

真是"山外有山"哪！

每个病人都不一样，每次操作的主、客观条件也不一样，头一两次的成功只是在那种条件下的成功。而真正的成功，需要经过多次失败。

第六节　写你自己的"书"

在第四节里我讲了如何看书，又不厌其烦地给大家开列了看书清单。这么多书，可谓"林林总总"，但是有两点相同：第一都是现成的，第二都是别人写的。然而现在，我要向同学们推荐一本既不是现成的，又不是别人写的书。

这是一本什么书呢？

日记与书

当我看到我带教的实习生两手空空，或者只夹着一本教科书前来实习时，我常跟他们说：

"日记本是你自己的书，自己写，自己读。"

一个人如果想认认真真地、有所建树地度过这一生，应该养成记日记的习惯。这大家都知道。

可是日记怎么是自己的书呢？恐怕有些人就不知道了。

其实，一本书只要不是剽窃来的，几乎或多或少都发源于作者的日记。一个好学的人，日有所学、日有所知、日有所思、日有所悟、日有所记，日积月累，再整理、提炼、升华，不就成书了吗？

把自己的思想留给社会

我也得写书吗？

当然。"化当世莫若口，传来世莫若书"，著书是为了把自己的发明或发现，经验或经历，公诸天下，传诸后代。人类现有的文化都是先人传下来的，不能到我们为止。我们的也要传下去。这是我们的义务。把自己的思想留给社会，是一个重要的公民意识。但非常遗憾，只有极少数的人有这个意识。

我脑子里有值得书写的东西吗？

每一个人脑子里都有宝藏，这些宝藏都有流传的价值。

一个厕所女清洁工还能出版一本厕所保洁技术的专著哪，你一个医生没有可写的吗？

买一个袖珍日记本揣在你白大衣的口袋里，或者干脆用手机的备忘录，走到哪里就带到哪里。然后养成日有所知、日有所思、日有所悟、日有所记的习惯。这就是你未来"大作"的开端。

怎么写日记　怎么看日记

我要求我的学生把真实的、具体的、活生生的病例作为日记的主要内容。

急诊室的工作是繁忙的，有时候没有时间记，那下班之后，就应该趁着记忆犹新，马上补记。

要记下老师对这些病例的即席讲解，记下自己的心得和问题，以及你认为应记的一切东西。

要按照日记的格式书写——开头写上日期，写上那天你在什么地方，带教老师是谁，等等，以便日后查找。

一个病例、一个事件，或一个问题，独占一页的正反两面，以便留下日后继续观察记录的余地。一页一般都够用。如果一页不够用，可再占几页。如果占用一页以上，应该用曲别针把这几页别在一起，并在外下角标出页码。

在日记的最后边开辟几页，专门记载你不明白的问题，以便随时可以找出来向知者请教。

不仅要记日记，还要经常看日记，不断地总结、分类、归纳、比较，温故而知新。

为了便于分类和归纳，日记本应该使用活页的。

病例的诊断写在每一页的外上角；再用简练的几个字概括出这个病例、事件、问题的特点，也写在每一页的外上角。这样做的目的是便于日后检索。

以后每隔一段时间，把记过的日记拆开，然后或按照病名，或按照这些特点，把单页的日记分门别类，再重新组装成一个个的单册。比如，心肌梗死一册，室性心动过速一册，以精神异常为表现的低血糖一册，等等。

这样记几年，你可能就会产生写某一个专题的想法了。这时你就可以开始记"专题日记"了。"专题日记"是一个更高级的日记，它更接近你的书了。

"书"的两个含义

我把日记说成是"书"，有两个含义：

1. 你从记"实习进修日记"的那一天起，就养成了一个学者的习惯，并且积累了大量的素材，为日后著书立说做了准备。

2.你从记日记和看日记的过程之中，学到了很多从那些"现成的书"和"别人写的书"中学不到的东西。

实践与书相比，实践更重要。从这一点上说，"你自己的书"比"别人写的书"更重要，因为它直接来源于你自己的实践。我提倡写"自己的书""看自己的书"，就是想促使大家走上这样一条治学的道路：

从事自己的实践，总结自己的经验；
提出自己的观点，写出自己的著作。

第七节　听——既带耳朵，又带嘴

参加工作以后，听课仍然是我们的一个学习方法。所以要讲一讲听课的方法。

只带耳朵，不带嘴

很多人听课听到了大学，还是没有得到听课的真谛。他们最大的毛病，就是听课时"只带耳朵，不带嘴"。即只管听，听不明白也不问。这是一种小学生的听课方法。一种被动的听课方法。凡事一被动，效果就不好。

其实人到了中学就有了相当的阅读能力了，此后听课就应该改换成另外一种方式了：

既带耳朵，又带嘴

1.预习教材　课前仔细阅读教材，遇到问题就记下来。

2.积累问题　在诊疗工作中发现问题，并把这些问题积累起来。

然后带着这两类问题去听课。听课时注意讲课人讲没讲、讲没讲清楚这些问题。没有，就向讲课者发问。

故事8　连发七问

我在进修内科急诊时，进修开始之前，我先看科里都安排了哪些专题讲座。然后看每个讲座都安排在什么时候。

我发现"气胸"的讲座安排在年底。我们的进修是从春天开始的，而春、秋、冬三季正是气胸的高发季节。于是我就注意积累有关气胸的问题。这一年我自己一共诊治了十来例气胸，我观察别人诊治的气胸也有十来例，这样到了讲课时，我已经积累了十几个问题了。

课讲完以后，还有七个问题没有讲到。于是我就连发七问，讲课者一一作答。讲课者虽然讲课用了不到两小时，回答问题却用了将近一小时，但他十分高兴，因为他的讲课由于这一段问答而得到了扩展和深化。

大家在专家面前不要害怕，"说大人则藐之"（《孟子·尽心章句下》），要痛痛快快地把你的所有问题都提出来。

第八节　问——每事　不畏　不耻

汉语有"学问"一词，说的是学习应该从问题开始，那我们的学习就应该从解决临床的实际问题开始。

"每事问"的精神

在"学问"方面，孔夫子是我们的楷模，因为在《论语·八佾》里有"子入太庙，每事问"的记载。

要发扬这种"每事问"的精神。不仅在学习活动的初始，也要贯穿学习活动的全过程。

将来干急诊，这可是一种推卸也推卸不得，敷衍也敷衍不了的工作，只有拥有真才实学才能在急诊室里立足。所以上至急诊医学的理论，下至急诊医学的技术，现在都要问个明白。现在不问明白，等将来一个危险性急症病人被抬到你面前，你可怎么办呢？

"每事都不问"的人们

孔子本来就是祭祀方面的专家，可是入太庙还要每事问。而我们初学急诊，却有人从始至终不见他向谁请教，这叫"每事都不问"。分析其原因有：

1. 无所用心　无所用心，自然不会有什么问题可以提出。而无所用心的根子，则在于"厌学"。

学习，是人生第一要事。人类之所以能够从远古的蒙昧走到今天的文明，全赖学习。对此，孔夫子是深明其理的，所以打开《论语》，第一个字就是"学"（学而时习之）。

但是在学的问题上，这位中国最伟大的教育家对于自己的"弟子三千"，

却始终没有放下心来，甚至曾痛骂过一个贪睡午觉的学生"朽木不可雕也！粪土之墙不可圬也！"（《论语·公冶长》）

我说孔夫子是中国最伟大的教育家，第一，是因为他在几千年前就向人们指出了学习的重要；第二，是因为他指出了"厌学"在人心中的根深蒂固。

几千年过去了，我们已经进入了信息时代，"学"和"问"都变得比春秋时期容易百倍，可是"厌学"还是根深蒂固，在我们当中还是有这么多厌学的人！这么多"饱食终日，无所用心"的人！

2. 好面子　这在进修生里比较严重。他们大多有长期的工作实践，有一定的自学能力，所以比实习生更能发现问题。但是他们却更害怕提出问题。因为他们比别人更怕人家说自己不懂。在这里我提醒他们：为了面子而不去求知，太不明智；无知固然不美，"无知充有知"则可笑。

好了，我们懂了，我们努力去做到"每事问"，但是我们问谁呢？怎么问呢？

不畏上问

问那些专家和学者，问你的科主任，问主治医师和你的带教老师。面对这些地位比你高的人，别害怕，大胆问，这叫"不畏上问"。

不耻下问

除了以上这些人之外，还要向一切与你平级或地位比你低但确有真知的人求教。也别忘了你身边的护士，她们能教给你不少东西。这叫"不耻下问"。

不耻相师

也别忘了你的同学们。韩愈在《师说》里批评士大夫们的"耻师"之风时，表扬过当时的医生们"不耻相师"。但那是唐朝的医务界。我们今天的医务界保留住这个传统了吗？

故事9　昨天当学生，今天当老师

有一天我到肝脏内科病房去追踪观察（本章第十节）一个病人，意外发现那里住着一个肝脓肿病人，让我"喜出望外"，因为这个病很少见。

于是我翻看了她的病历，又意外发现这个病人每隔两三天就做一次肝穿刺抽脓液，让我"喜不自禁"，因为肝穿刺这个技术我还不会。于是我就去找那个每次给她做穿刺的医生，想跟他学学。

可是一见面才知道他是一个实习生，而我那时早就是主治医师了。

怎么办？

没有别的办法，这个操作每次就是他做（当然他也是在他的带教老师的指导下操作），想学就得拜人家为师。好在他是个农村来的学生，很朴实，也很懂事，没有使我难堪。我于是恭恭敬敬地给他当助手，学了好几次。最后一次抽完脓液之后，他笑着跟我说明天就去急诊科实习了。这样，第二天我就给他当了带教老师，他又恭恭敬敬地跟我学。

"三人之行，必有我师。"

"道之所存，师之所存。"

这些古训，我们应该记住。

第九节　观——最基本的学习方法

"观"就是"观察"。不过这里说的"观察"与观察室里对诊断不明的病人的观察不同。观察室里的观察是"工作性观察"，是通过观察来监控病情和探索诊断；而这里说的则是"学习性观察"，是通过观察来获取诊断技能和治疗技能。

"学习性观察"是非常重要的学习方法，然而也最容易被人忽视和轻视。因为人们总是根深蒂固地认为，只有看书，才是学习。

观察，是最基本的学习方法

学急诊，只看书不行。

首先，书本对症状和体征的描写再逼真，那也仅仅是一些文字符号，而我们天天见到并必须能够辨认的，则是活生生的病人形象。而病人形象只有亲临床边认真观察才能得到。

其次，很多技能，也都需要你亲临床边认真观察才能学到。

再次，你做的诊断和处置都对不对，也需要观察才能得知。

所以学急诊，观察是最基本的学习方法；除非你不再学习了，否则，这个学习方法你终生都离不开。

不过，在使用这个学习方法时要注意以下两点：

1. 观察应该全面。

2. 观察应该连续。

下面分别讲解。

观察应该"全面"

大家都知道"瞎子摸象"的故事。这个故事说的是，要了解一个事物，必须了解其全貌。

其实学医也必须如此。因为一个疾病有先兆、发病、发展和结局四个阶段，这四个阶段的症状和体征不同，你都必须熟知，这样无论这个病人处于哪个阶段，你都能做出正确的诊断和处置。

可是你在急诊室，你只能看到病人发病时的情形；我在观察室，我只能看到发病后那一段时间的情形；他在病房，他只能看到疾病的发展和结局。所以我常跟同学们说：

"急诊室有头没尾，病房有尾没头，观察室没头没尾。"

"急诊室看头，病房看尾巴，观察室看中段儿，谁都不全面。"

所以你的观察就应该"全面"。

观察应该"连续"

给一个病人做出诊断和处置，然后把他往观察室或病房里一送；做不出诊断的，你也把他往观察室或病房里一送，然后你就完事大吉了。

这看上去真是我们急诊医生的一个福分，因为我们完全不会像病房医生们那样被一个病人苦苦"纠缠"几天甚至几周而不得脱身。

可是你做的诊断和处置都对吗？你不想知道这个病人到底得的是什么病吗？

如果你好学，你想知道这一切，那就只有去继续观察和"连续"观察。但是可惜，你做不到，因为有些东西阻碍你观察：

观察的两个障碍

1. 没有时间　我们因为诊务繁忙而且又必须坚守岗位，必须"足不出户"，所以一上班就被"拴"在急诊室里了。可是急症病人却如"过江之鲫"，从我们面前倏忽而来，倏忽而去。

2. 不大关心　比之病房医生，我们急诊医生不大关心自己诊治的正误。因为急诊病人是来去匆匆的过客，我们又这么忙。

所以你要观察，就得克服这两个障碍。

第十节 观——追踪观察

观察的重要性已经讲清楚了，可是观察的形态是什么呢？我在上一节的一开始就讲了，在急诊科，观察有两个形态，"工作性观察"和"学习性观察"。而"学习性观察"也有两个形态：

1. 追踪观察。

2. 旁观观察。

这一节讲"追踪观察"。

什么是"追踪观察"

"实践是检验真理的唯一标准"。追踪观察就是通过连续的观察来判断自己的诊断和处置的正误。

这其实是一种自我反省。有这种反省，你的诊治会日趋完善；没有，你就会变得武断、自负，甚至狂妄。

"吾日三省吾身"（《论语·学而》），中国的知识分子历来有自我反省的传统。继承了这个传统，医生们就会比较谦虚谨慎，比较稳妥周全，比较可靠可信。反之，武断的、自负的、狂妄的医生就会增多。而这样的医生，于病人是可怕的，于他自己也早晚要栽跟头。

所以，就要从诊治的病人当中，每天择其一二，继续观察下去：你在急诊室值班，就跑到观察室去；你在观察室值班，就跑到病房去——去看你诊治的正误，病情的演变，病人的转归。我把这项活动称为**"追踪观察"**。

追踪观察的第一个内容：诊断

诊断不明者，一定要弄个水落石出；诊断已明者，也要看看诊断是否有误，是否需要补充。请看下边这个病例。

从现在起，我就要陆续给大家讲一些真实的病例，以便大家能够更深入地理解我所提出的论点，并留下深刻的记忆。

不过这些病例，不是医学杂志上的病例报告。也就是说，我不按照常规的病例报告的内容和形式讲述；我的病例的内容，只与我讲过的某一个论点密切相关；而我的病例的形式，则完全服务于我的病例的内容。希望大家不要见怪。

📋 **病例1 晕厥与房颤**

男，50多岁，突然晕厥，到急诊室时已经苏醒。体检发现快速房颤，当即留观。次晨心律转为窦性，但心率仍在100次以上，收留住院。

诊断不明，因为虽然晕厥很可能是由快速房颤引起的，可是快速的、阵发性的房颤又是由什么引起的呢？

为了弄个水落石出，病人住进内科病房之后，我就到内科病房去追踪观察。

病人心律仍为窦性，但心率一直很快，原因找不到。后来病人开始消瘦，以后又出现乏力，而且乏力越来越严重。主管医生这时才开始考虑病人的甲状腺功能，做了化验，诊断为甲亢。给予抗甲状腺药后，症状全部消失。

病人从入院到确诊，用了一个月，我也追踪观察了一个月。

如果不追踪观察，这个病人可能不会给我留下任何记忆；可是有了这一个月的追踪观察，我对这例不典型的甲亢就有了活生生的、永志不忘的印象。

此外，如果不追踪观察，我只会知道快速房颤能引发晕厥，但是对甲亢能引发快速房颤，进而引发晕厥，就不会有这么深的印象。现在，我再见到快速房颤，再见到晕厥，我都会想到甲亢。这是最重要的。

📋 **病例2 右上腹包块**

女，60多岁，因间断发热伴上腹疼痛1周就诊。体温正常，一般情况好，心肺未闻异常。可是检查腹部时，望诊，右上腹较左上腹略饱满；触诊，于饱满处隐约触及一个包块。

这是肿大的胆，还是肝？一时搞不清楚。病人是在晚间就诊，做不了腹部B超；想留观，病人又以不发烧、病情不重执意不肯。只好开腹部B超申请单，让病人次晨检查。

我急于知道这个包块到底是什么。可是第二天一早我就下班了，这样，我怎么才能知道检查的结果呢？

那时我和病人都没有电话。我只好发明了一个现在看来是十分笨拙的东西——"检查结果通知单"。我给病人家属一张我设计的检查结果通知单，请他在检查之后把结果填写在单子上，再把单子压在我的诊桌的玻璃板下。

次日晚，我上班时发现，通知单歪斜地压在诊桌的玻璃板下，B超结果是：

"右侧多囊肾，3 cm×4 cm。"

从此，我再发现右上腹部包块，就不仅仅想到肝胆，还会想到肾脏了。

追踪观察的第二个内容：治疗

由于急诊工作特殊的性质、内容和条件，急诊医生的治疗，往往是短促的和粗糙的。所以已经做出的治疗，一定要看一看治得对不对，疗效快不快和好不好，从中获得经验。

第十一节　追踪观察的方法

很简单：找到你要找的病人，再了解你要了解的情况。说着简单，但在以前，人们都没有手机，做起来可不容易：你要费很多精力，而且病人有时还会追丢了。

天翻地覆的变化

可是今天不同了，现在几乎人手一机，这使我的追踪观察发生了天翻地覆的变化。

现在我追踪观察完全是使用手机了。手机追踪的效率大为提高，追丢的事件也大为减少。有了微信之后，我还能追踪观察到病人的照片、视频和音频呢。

怎么"追观"

很简单：

如果你正在观察的病人要走，比如入观（观察室）、入院、转院或回家，那你就先把病人的姓名、性别、年龄、简要的病情和你想要继续了解的问题记在追观日记上，然后问清病人的去向，要下病人或陪伴者的手机或座机号码，甚至微信号。

如果你下班前病人还没走，但是你估计下次来上班时，他很可能已经离开，那你下班前就更应该做完上面的工作。

剩下的工作，就是在适当的时候与他联系：在本院住院的，到他的床旁观察病情；转往其他医院的，或回家的，要适时电话或微信询问病情。

怎么索要电话号码

有人会顾虑，电话号码是个人的重要资料，人家会给吗？一旦不给，岂不难堪？

不必多虑。我索要了这么多次，还没有不给的。我的做法是先预估一下病人肯不肯给，然后采取不同的索要方法：

当病人诊断不明需要转院时，如果病人对我让他转院很同意，对我此前的接诊和处置很满意，估计就肯给，于是我就对病人说："把您的电话号码给我，我想知道最后的诊断。"

如果我估计他可能不乐于给，我就先把我的电话号码给他，对他说："你到了那边，如果有什么事不知怎么办，及时给我打电话，我帮助你。"然后再索要他的号码。

可是很多医生不敢把电话号码给病人。这其实是多虑。你要知道，医生是"公众人物"，你无法隐身、无法遁形。没有医患纠纷时，电话号码在病人手里你怕什么？发生了医患纠纷，你以为没有你的电话号码他就不会找上门来？

向病人索要电话号码时不必低三下四，因为在病人眼里，医生的地位很高，低三下四地求要，反而不好。

可是如果你与病人的关系已经紧张，他对你已经不满，那就别要了，免得自讨没趣儿。

"追踪观察"的注意事项

用电话追踪观察时，电话一接通，你要先说你好，然后报自己的姓名、身份、所在医院和所在科室，告诉病人你曾在何时给他看过病，然后以十分关切的态度询问病人的现状。这样，病家比较容易得到病人的配合，你能比较容易地得到你想知道的东西。

到病房追踪观察时，应该先到护理站去看"住院病人一览表"。找到你要找的病人之后，先谦恭地向护士说明自己的身份和来意，征得护士同意后再问病情、看病历、看病人。

要注意：

1. 衣帽整齐，佩带胸卡。

2. 不要把病历拿出护理站。

3. 病历看后放回原处。

4. 只看不说。即看你想看的一切，却不在病人或家属面前评论病房医生的一切，尤其不要评论他们的诊断和治疗。

5. 只问不答。即问你想知道的一切，却不要答复病人或家属问的一切。

6. 看完问完，马上就走，不要逗留。

7. 走前向医生、护士道谢。

到观察室追踪观察时，因为是在本科，禁忌似乎少一些，但是仍然要"只看不说"和"只问不答"。可是如果你看出了同事的失误，或者看出了新出现的症状或体征，那你可不能不管。不管，出了事，你也有责任。这时，你应该诚恳地告诉同事，让他感觉你是为他好。

狼的精神

尽管有了手机，"追踪观察"还是要花点儿力气和时间，于是有些人就会因此而放弃追踪。所以在这里我提倡"狼的精神"——穷追不舍。

不同的肉食动物有不同的捕食方法：

虎是预先埋伏在猎物可能出现的地方，待其走近，一跃而出；捕到了就吃，捕不到也不再去寻找，而是重新埋伏，以待来者。

狼则不是这样，他们是光明正大地、成群结队地奔走在荒漠和草原之上，一见猎物，哪怕只见其影，就穷追不舍，"不达目的，誓不罢休"（第二十章的《船长与大尉》）。

我们在追踪观察时，需要这种精神。

为了获得知识和经验，为了知道自己诊断和处置的正误得失，哪怕只有蛛丝马迹也要追下去。

一定要找到你要找的病人。找到了，一定要观察到底，不要浅尝辄止；如果估计病情还会有变化，如果估计诊断还会有补充或纠正，就继续观察下去，直到水落石出。

第十二节　观——旁观观察

"学习性观察"的第一种形态——"追踪观察"已经讲完了，现在讲其第二种形态——"旁观观察"。

什么是"旁观观察"

"追踪观察"是观察自己所诊治的病人。"旁观观察"是观察别人正在诊治的病人。

比之"追踪观察"，"旁观观察"有三个好处：

1. 它可以使你学到更多东西。

2. 它比观察自己的病人来得"便宜"。因为别人费了心力和冒了风险所做的诊断和治疗，我们从旁观察其正误得失，获得其成败经验。

3. 观察别人的诊治，因为"旁观者清"就更能知其正误得失。

什么时候做"旁观观察"

我一上班就得坚守岗位，我哪有时间去观察别人的病人呢？

用你的业余时间。

我一个急诊医生，一天到晚忙成这样儿，我哪有什么业余时间哪？

有。比如上班早来会儿，下班晚走会儿。诶，我想起来了，如果你刚参加工作，那你的头几年是应该住在医院里不回家的啊，你怎么会没有时间呢？你们医院难道没有这个制度吗？

如果没有，你应该设法在科里或院里找一个住处。头几年不回家，一心扑在学习上，这对你今后的迅速成长，对你将来的出类拔萃，"助莫大焉"！

怎么做"旁观观察"

其方法与"追踪观察"大致相同。所不同的是，要更积极、更主动。也就是说，在业余时间你要多到急诊室、抢救室、观察室和病房去看看。比如，在观察室值班，下班路过急诊室时，我一定要进急诊室和抢救室再看看，最后再"捞一把"。因为我是太想见到那些我还从来没有见过的疾病和体征了！不就是晚到家一会儿吗？结果常有"斩获"。

所以说到底，不是有没有时间，而是你好不好学。

"旁观观察"的注意事项

与上一节的"追踪观察"的注意事项相同。

"旁观观察"是一个非常重要的学习方法，我在以后的很多病例中还会反复讲到它，届时，我会告诉大家，大家也一定记着看看。

良药苦口　忠言逆耳

第八章　学习的注意事项

　　"五字学习法"虽然是学习急诊的纲领，但是只知道纲领还不行，有些具体问题如果不注意，你还是学不好。良药苦口，忠言逆耳，这一章，我就总结了你们存在的 17 个问题，并对此提出了 17 个注意事项。

第一节　抓重点，学危险性急症

问题 1：不知道学习的重点是什么

急诊室里有大量的就诊病人，在这么多病种之中，我们主要学什么呢？

很多人并不清楚。大家刚从课堂来到医院，比较乐于自己诊治病人，但是自己又无临床经验，所以只好看病情轻的病人，病情重的由带教医生看。

一开始可以这样，但不能永远这样。急诊学习的重点，是那些危险性急症。所以在初步熟悉了急诊工作之后，就要尽快开始学习危险性急症。在此请记住以下这三个字：

　　"停"　凡遇危险病人到达诊室，一定要停下或尽快结束手里的工作，过去看看，过去干干。有的同学怕这样做老师会批评自己"只顾学东西，不干活儿"。不要怕，而且老师也不会这样。因为我们现在主要还是学习，而不是工作。

　　"看"　看病人，看老师。看病人，就是看病人的形象，把各种急症的病人形象都贮存在自己的大脑里。关于贮存形象我在下一节专门讲。看老师，就是看老师如何问诊、查体、下诊断和做处置。

　　"干"　能干点儿什么，就干点儿什么。因为这已经不是在学校时的课间见习了，应该学着干了。

第二节　观察形象　储存形象

问题 2：不知道看什么

我常常见到一些青年医生抱着几本厚厚的书到急诊室或观察室来。他们不是挤出时间去多看几眼病人，而是挤掉看病人的时间去多看几眼书。结果与大量的实践机会失之交臂，实习了很久，脑子里仍然是书本上的那些干巴巴的文字。

病症是形象，不是文字！

在诊断方面，教科书是用文字符号来告诉你某种病人有什么症状和体征。那么你记住了这些症状和体征的文字符号，你就能看病了吗？

不能。因为病人脸上、身上都没有写着这些文字符号，有的只是这些症状和体征的形象。而这些形象你知之甚少。请看：

📖 故事 10　没看出来

夏天。一对七十多岁的夫妇走进诊室。

请注意：他们一进急诊室，我就向他们投去我的第一瞥，从此，我的观察和评估就开始了。这是我的一个十分特殊的急诊工作法——"快接诊"。关于"快接诊"，我将在之后的第三编详细传授。

男的走在前面，戴着一顶草帽，人很瘦，但很硬朗，步幅很大，显然是一个既往健康的老人。

但是他一进诊室，我的眼就被他的脸色吸引住了。

这是一张经常在户外接受充足日光照射的脸，红润而有光泽。但是这红润之中透着一点儿黄，给人一种"橘红色"的感觉。

黄疸？不能确定，但非常可能。

巩膜黄吗？非常遗憾，他眼很小，第一瞥我没有看清。

等他坐下来后，才确定有黄疸。第一，这时看清了巩膜有黄染。第二，他坐下来并摘掉草帽，他的前额未经太阳照射，肤色很浅，没有了红色的干扰，可以清楚地看到皮肤黄染。等到查体时撩起上衣一看，身上的皮肤更未经太阳照射，肤色更浅，可以更清楚地看到胸腹部的皮肤也都变黄了。

请大家注意：在你确定不了皮肤有无黄疸时，就看看病人被服饰遮盖部分的皮肤。

老人就座之后说，以前很健康，饭量很大，可是近十天食欲不振，他为此而就诊。

黄疸肯定了，下面的问题是黄疸的原因。

病人精神很好，不像肝炎，于是我就"想到"了一个能够引起老人黄疸的最常见而且又最严重的疾病——胰头癌。

先做腹部 B 超检查胰头。

在老太太出去交 B 超检查费的时间里，我打电话把一个年轻医生从病房叫来。

我与他们有约定，凡是遇到有特殊症状和体征的病人都叫他们来看看。而且还有一个约定，那就是如果病人的体征只需望诊就能发现的话，就只许他们看，不许他们问。

我认为望诊能力对于急诊医生非常重要。这个观点我将在下一章里专门阐述。我要通过这种方法训练他们，使他们最终能够达到"一望可知"的水平。

年轻医生进了诊室，我让其稍稍往后站一站，以便能看到病人的全貌。然后我嘱咐病人别说话，并提醒医生只许看，不许问，也不许动手检查。待其站好之后，我说，这个老人身上有重要的、而且是明显的体征。

医生看了有十分钟，其间还违约摘掉了老人的草帽，也没看出来。

黄疸这个体征，我想医生不会不知道；但是知道的只是"黄疸"的"文字符号"，而不是"黄疸"的"形象"，所以就看不出来。

观察形象　储存形象

病症在书本里是文字，在诊室里则是形象。

所以从实习的第一天开始，一个新的学习就开始了。那就是观察病人的形象和储存病人的形象。

这位老人在我这里没费周折，B 超发现胰头有一小块儿低回声区。不到一小时，诊断就清楚了。

我怎么能这么快呢？

首先是因为我一眼就看出了黄疸。

我怎么一眼就能看出来呢？

因为我对黄疸病人有过大量的、仔细的观察。我对黄疸病人的巩膜、面部、双手、躯干的黄染都进行过仔细的观察，而且注意观察了不同肤色人的黄疸的细微不同，以及中医学所谓的"阳黄"（这位老人就是阳黄）和"阴黄"的细微不同，并且全都在大脑里做了贮存。

活生生的、千姿百态的病人形象的观察与贮存，对医生非常重要，而对急诊医生则尤其重要！因为急诊要求在最短的时间里做出诊断，而在诊断之前所必须做的"望触叩听"中，望诊的速度最快。

常见病你都见全了吗

观察病人的形象非常重要。

实习生暂且不说，就是已经工作了一两年的住院医生，一旦他自以为是了，一旦他自满了，那些老大夫们就会问他们：

"常见病你都见全了吗？"

这一问常常会令初出茅庐者恼怒。但是这一问是我们临床医学界传统的一问，一代又一代的临床医生就是用这一问，来鞭策后人的。

诊断首先是"形象思维"

你要知道，这一问包含了一个深刻的道理：

临床诊断，尤其是急症的临床诊断，首先是一个"形象思维"过程，其次才是"逻辑思维"过程。

比如一个体态微胖的中青年男子，猫着腰，艰难地走进诊室，一只手或拇指在前、或拇指在后地卡着腰，大汗淋漓，龇牙咧嘴，表情痛苦，呻吟不断，大多数有经验的急诊医生都能"一望而知"，知道这是肾绞痛。他们仅凭这几秒钟的观察就做出了正确诊断，靠的就是形象思维。

说它是形象思维，这是修辞学上的一个辞格——仿造，即对"逻辑思维"的一个"仿造"；其实它并不是那种有意识的"思维"，而是一次对大脑里贮存的各种形象的下意识的"检索"。也就是说，他们以前观察过和储存过这个形象，现在他们又见到了这个形象，就是这么简单。

当然，遇到疑难的、复杂的疾病，也需要逻辑推理。但是诊断这样的疾病，形象也是必不可少的。否则那些远道请来会诊的专家们，为什么听了病例汇报之后还要跑到病房里去看看病人呢？

所以我再次向大家强调：

第一，急症诊断，首先是一个形象思维过程，其次才是逻辑思维过程。

第二，观察和储存病人形象，是学习临床医学主要的学习活动。

第三节　彻底掌握，一竿子到底

问题3：不知道学习一个内科急症应该掌握到什么程度

要重点学习内科急症的诊断和治疗，而且这两点一定要彻底掌握。

诊断上，一定要记住一个疾病的主要症状、体征和辅助检查。不过所谓"记住"，不是让你又去背诵书上的那些文字符号，而是让你观察病人的形象，检查病人的身体，给病人做辅助检查。这样做了，自然就记住了。

治疗上，一定要记住治疗的具体方法和全部细节——药名、剂型、剂量、给药途径和给药方法。

可是有些实习生已经到了实习阶段了，还仅仅满足于知道几个治疗原则。比如咯血病人已经遇见三四次了，还是只知道应该止血、镇静、止咳，你让他开个方子，他就开不出来，要么不知道用什么药，要么不知给多大剂量。

这不行。只知道治疗原则，那是上学时的要求；现在你已经工作了，当你遇见第一个咯血病人时，就应该把老师所开的方子记在你的日记上。你的日记里应该专门开辟出十几页，来记录这些方子。先写出病名，然后在下边记下治疗这个病的方子。下班以后反复记忆，争取下一次再遇见这种病人时，自己就能下医嘱、开方子。

从症状一直到给药方法，全部记录，全部记忆，这就是"一竿子到底"。

第四节　日记本随身带

问题4：不知道"记录"的重要

在整个学习过程中，记录是一个基础性工作，很多学习活动，比如下一节我将要讲的"归纳"和"比较"，都必须以它为基础。但是我很少见到实习生有记录的，就站在那里呆呆地看着。

记录的形式有记忆、笔记、拍照、录像和录音。

"记忆"是最古老和最基本的记录，但是不要只凭记忆，要知道你的记忆并不可靠，可靠的还是你的笔记。俗话说**"好记性不如烂笔头"**，就是这个意思。

"笔记"是主要的。于是我不得不再次讲日记本。

我在上一章里说过，"日记本是你们的书，自己写，自己读"。

现在我要说：**"日记本随身带，见了新病记下来。"**日记本非常重要，没有它，比没有教科书更可悲。因为没有书还可以去借、去买；没有它，这么多活生生的东西从你面前跑过去，你可没处借、没处买。其实不仅要记一个新病，其他东西，只要你认为应该记，都记。

日记本（用手机里的"备忘录"也可以）就揣在你白大衣的口袋里，每遇到一个新病，即你以前没有见过的内科急症，就把他的概况记下来。

记录要简练。实习非常紧张，没时间按常规书写。要学会在记录时使用"缩写"和"符号"。这就是把你常用的词汇，甚至语句，用缩写词和符号来代替。

比如：升高或加快——↑，降低或减慢——↓

拍照、录像和录音，是更高效的记录。可是很多实习生怕费流量，于是就不拍不录。可真会过日子啊！

第五节　归纳　比较

问题 5：不知道归纳和比较

仅仅记录下来还不够，因为记录后边还有两项更重要的学习活动，那就是：

归　纳

"归纳"在《现代汉语词典》里的解释是"由一系列具体的事实，概括出一般的原理"。显然，与"记录"相比，这是一个高级的学习。

怎么归纳呢?

最重要的是，要把你所记录下来的那些东西里的相同的东西，放在一起思考。比如把三个都有胸痛的病人放在一起思考，一个是心肌梗死，一个是气胸，一个是肺炎，于是就能发现每一种胸痛的特点。

比　较

"比较"是认识事物的一个重要方法，尤其是那些"貌似相同，其实不同"的事物，则必须依靠比较才能认识。

比较有以下四种：

1. 同一种急症要比较。比如都是急性心肌梗死，有的以胸痛为主诉，有的则以腹痛为主诉；有的以心力衰竭为主症，有的以休克为主症。

2. 不同种的急症也要比较。比如在内科急症中，主诉是呼吸困难的很多：支气管哮喘、气胸、急性左心衰竭，等等。那么这些呼吸困难之间有什么不同呢？

3. 你记录下来的病例的情况，与教科书上的描述相比较。比如你遇见了三例急性心肌梗死，他们都仅有胸痛。可是你与书上写的症状一比较，发现书上说大约有三分之一的急性心肌梗死的症状是上腹疼和恶心呕吐，这一比较，你的知识不就增加了吗？如果在比较时你发现，你所记录下来的东西，教科书里没有，那就该恭喜你了，你可能有新发现了！那就抓住它，进一步去研究吧。你可能由此而"登堂入室"，说不定还可能有大建树呢。

4. 把带教医生所做的处置与教科书上的处置相比较。看看带教医生做了哪些教科书上没有提及的处置。这很重要！因为"**实践总是先于书本，而且永远先于书本**"。总是先有临床医生在救治时试探着使用了一种新方法，实践证明优于旧方法；于是一些有心的、好学的医生起而效法；其后，更多的医生效法；最后这个方法才被写进教科书。

所以你的带教医生非常重要！不要轻视他们，嫌他们职位卑微。你要知道，"**卑贱者最聪明**"，书本上的那些成熟的治疗方法，都是当年那些急诊第一线上"职位卑微"的医生们创造的。

你还要知道，一个治疗方法从被创造出来，到写进教科书，要经过很长时间。而你现在就在这些创造者的身边，近水楼台先得月，你比别人能够早得多地得到他们新鲜的知识和经验，你怎么能够轻视他们呢？

第六节　班后总结

问题 6：善始，不善终

我观察了我所带的医生们下班时都干什么。几乎无一例外，下班就走，就回宿舍，就回家。

实习、进修无下班

如果你上班就是为了挣钱糊口，当然下班就走。但是**医学需要医生奉献他**

的全部心力，一个医生如果下班就走，那他的水平和档次就不言自明了。

我常对我的学生们说：

"实习、进修无下班。"

其实，一个实习生或进修生除了睡觉回宿舍，吃饭上食堂之外，其他时间都应该待在急诊室和观察室里。

当然，这是一个很高的要求，要求你忘乎世俗，一心求知。你很可能做不到，但是"上班早来会儿，下班晚走会儿"，总能做到吧？

我早来会儿干什么呢？

早来会儿，你可以先到观察室里去看看你昨天留观的那些病人还在不在，有什么变化没有；你还可以看看你下两个班次的医生又给你留观了什么你以前没有见过的典型病人，等等。

班后总结，是重要的学习方法

我晚走会儿干什么呢？

做"班后总结"呀。这是我这一节的重点。

班后总结是急诊科的一个重要学习方法。急诊室工作非常繁忙，非常紧张。尤其是中班，一个班一口气看五六十号病人是常事。这样干了八个小时，能累得你头昏脑胀，这时如果有人问你今天都看见了什么重点病人，你会张口结舌。这样一天天干下来，你看过的病人都成了"过眼云烟"，你能学到什么呢？

要想既能完成工作，又能学到东西，班后总结是一重要方法。

总结什么

1. 静心回忆　下班后先别走，先找个地方静心回忆一下这八个小时你诊治了几个典型的内科急症？一般来说，一个班上典型的、值得回忆的内科急症不过三五例。

2. 赶快补记　看看这几个病人的情况你当时在日记本上都记下来没有。没记的、没记全的，要趁着记忆犹新，赶快补记。

3. 去观察室和病房看看　典型的急症大多都已经收到观察室或病房里去了，所以班后总结的最后一项，也是最重要的一项，就是到观察室或病房去看看他们。

看什么呢？

第一看你的诊断对不对，看观察室医生和病房医生是不是已经把你的诊断推翻了，是不是又有了什么新的诊断。

第二看你的治疗对不对。病人的病情缓解了，你的治疗就对；反之，就可能有问题。

4. 请老师讲讲 下班后如果能挽留带教老师一会儿，请老师给总结一下，就更好了。

反刍的启示

我的动物学是初中时学的。那时我对牛的反刍习性很不理解。既然已经咽下去了，为什么又要从胃里弄上来到嘴里呢？而且还那么津津有味地咀嚼，然后再咽下去，一想起来就让人作呕！也许牛就是这么一种蠢笨的家伙吧。

我对牛这样一种可敬的动物误解了十几年。直到我到了科尔沁草原插了队，我才理解了这个可敬的动物何以会有那样一种一想起来就令人作呕的生活习性。

原来牛一天的劳动是这么沉重，为了获得支撑这种劳动的足够热量，它必须得吃下大量的草。可是役使它的人们给它吃草的时间了吗？

几乎没有，起码在白天没有。春耕、夏蹚、秋收，它要在田里劳动一整天。只有到了夜里，它才有吃草的时间。可是此时它是吃草呢，还是睡觉呢？

多亏它有反刍的能力。它是先张开它的大嘴，在尽可能短的时间里把应该吃下去的草囫囵吞枣地咽下去，然后睡觉。第二天再寻找时间，如果没有时间，那就在劳作之中把咽下去的草弄上来到嘴里再细细地咀嚼一遍，再咽下去。

讲到这里，大家就会明白我在讲了"班后总结"之后，为什么突然间讲起牛的反刍来了。

对，"班后总结"就是内科急诊实习生和进修生们的"反刍"。在急诊室学习，要想吸取足够的营养，就得学会"反刍"：

上班的时候，你必须和你的老师一起以最快的速度接诊那些川流不息的病人。这些病人之中，有急症的，也有非急症的；有你感兴趣的，也有你不感兴趣的。但是这些病人你都必须一个接一个地看，你没有时间停下来对你感兴趣的病人慢慢地"咀嚼"，细细地"品尝"，这个工作只有放在下班之后去做。

关于"班后总结"，我在下一节〖故事11〗和实战篇第十五章第四节中还要结合几个病例再具体地讲一讲。

第七节　学习无下班，别当上班族！

问题 7：在实习时就沦为了"上班族"

我在这里说的"上班族"是：到点儿才来，下班儿就走，不在医院里多待一分钟。这是一些只来点卯上班儿、挣钱糊口，并不积极学习的人们。在那些已经工作"有年"的医生中，不少人是这样的。这些中年人"当一天和尚撞一天钟"直到退休，就够可悲的了；如果实习时就沦为"上班族"，岂不更可悲？

虽然我反复告诫实习医生和进修医生"实习、进修无下班"，但是非常遗憾，有些实习医生和进修医生还是一见到接班的医生来了，马上收拾东西离开，这样能学多少东西呀！

请看以下这些事件：

📖 **故事 11　三次挽留**

那天我带着一个女实习生在急诊室值中班。经过八个小时连续而又紧张的工作，终于快下班了。但就在这时，又进来了三个人：一对青年夫妇搀扶着一位老太太。

"快接诊！"（第四章第三节）

我马上向老太太投去"快接诊"的一瞥，想知道是什么病。只这一瞥，我就注意到这位老太太的脸。

这是一张苍白而又略带浅蓝色的脸。

我马上"想到"（第三章第二节）了呼吸系统疾病或心脏病的发绀。但是不像，因为这张脸上的蓝色是均匀一致的，而呼吸系统疾病或心脏病的蓝色集中于口唇。

这是什么病呢？

这张浅蓝色的脸引起了我极大的兴趣，以致忘记马上就要下班了。

男青年说话了，说母亲吃完晚饭突然恶心、呕吐，继而呼吸困难。

马上我问女实习生应该"想到"什么病。她迟疑了一会儿，答不上来。我告诉她，餐中或餐后突然发病，应该首先想到食物中毒。

我于是问男青年："吃的什么？"

"饺子。"

"你们都吃了吗？"

"都吃了。"

"你们俩怎么样？"

"也恶心、吐，但不厉害。"

"饺子是什么馅儿的？"

"馅儿没事儿，是饺子汤的事儿。"男青年回答，然后从衣服口袋里掏出一个小纸包，打开之后双手擎着呈送到我面前。

这是一撮淡黄色的结晶状粉末，晶体颗粒大小不等。

"今天早晨从公路上捡了一袋儿盐，可能是车上掉下来的，扛回家放在厨房里了。晚上包饺子，馅儿里没放这个盐。煮好头一锅让我妈先吃。我们俩后吃的。我妈吃完了以后喝饺子汤，嫌淡，我上厨房从那袋儿盐里抓了点儿放汤里了。"男青年说。

"你们俩喝了吗？"我问。

"都喝了，可没她喝得多。她喝完了我们俩才喝。我们俩没喝几口，她就吐了，我们就没再喝。"

亚硝酸盐中毒！

我马上转过脸问实习生见过这个病没有，见过亚硝酸盐没有。她说都没见过。

我就对她说："那就好好看看病人的这张脸和这包儿盐。这就是'形象'。"

病人不太重，我就下了医嘱把病人收进观察室，准备在那里静脉注射亚甲蓝做解毒治疗。

第一次挽留

刚下完医嘱，夜班大夫就到了。实习生见接班的人来了，起身要走。我忙挽留她说：

"别走。咱们一块儿上观察室看看治疗的过程和结果。这个急症很少见，如果现在不看，不知道什么时候才能再见到。你已经看到了这个急症的发病和诊断，这还不行，还应该'一竿子到底'，再看看抢救。这样，这个急症的各个阶段你就都看全了；而且我们刚才做的诊断只是一个印象诊断，我们也应该去看看这个诊断对不对。"

"不就是注射亚甲蓝吗？"她有点儿不愿意去。

"你见过亚甲蓝吗？知道怎么注射吗？知道还会出现什么问题吗？"我问她。

她脸红了，摇了摇头。

"那就看看去。"我几乎是逼着她到了观察室。

果然，意外情况发生了——药房的司药不知道亚甲蓝放在哪儿。而且三个人的病情都加重了：老太太开始呼吸困难，两青年都站不住了。

我马上抓住这个机会启发她的"抢救用品的管理意识"：

"你看抢救用品多重要！病人来了不到几分钟我们就做出了诊断，拿出了抢救方案。可是找不着药，一切都等于零。下边咱们就看看观察室医生怎么解决这个问题。"

观察室医生先把科住院叫来，科住院又打电话把科主任从家里叫来。

主任快六十岁了，已经白发苍苍，他穿着厚呢子大衣，戴着皮帽子，扎着毛围巾冒着严寒来了。一进观察室先到观察床前看病人。我紧随其后，想知道主任对我的诊断的评判。

他弯下腰往三人脸上看了一眼，又凑在灯下看了看那包盐，然后对我说："诊断正确。"我才松了口气。

再后，他就到药库去找药。其间他给药房主任家里打了电话，司药才把亚甲蓝找到。

一个抢救用药品，值班司药竟然不知放在哪里，这是抢救用品管理的重大缺陷！

第二次挽留

我本来还想抓住这个事件给实习生讲讲药品管理。可是她一见亚甲蓝找来了，而且都快十一点了，又要走，我只好作罢。不过我挽留她一定要等药打进去、病情缓解了再走。

我领她来到病床前，此刻三个人的脸都已变成了蓝色，都躺在床上困难地呼吸着。护士把亚甲蓝注射液抽到注射器里准备静脉注射。

我问实习生看出什么问题了没有。她说没看出。我于是提醒护士：亚甲蓝是蓝色的，这样，在你穿刺静脉后为了判断针头是否在血管里而抽回血时，你将看不清有无回血。

护士沉默了片刻，然后跟我说："先给病人扎这瓶葡萄糖，葡萄糖无色透明能看见回血，然后把亚甲蓝加到小壶里冲。"

聪明！

亚甲蓝注入小壶，我和实习生一起在床旁观察疗效。

随着小壶里的蓝色一点一点变浅，病人脸上的蓝色也一点一点变浅，呼吸困难也一点一点减轻。青年男子先坐起来了，一坐起来就问母亲怎么样，老太太说好多了。

我一直悬着的心才彻底放下。这时实习生又要走。

第三次挽留

我又挽留了她，给她做了一个简短的"班后总结"：

1. 病人一入诊室你就要观察。观察体位、步态、面容和神态。这个老太太一进来我就看到了她脸上的蓝色。

2. 看到了还不行，还要想到是什么病。看到＋想到＝诊断。在急诊诊断的思维链条上，"想到"是最重要的。发绀是很多急症的共有体征，而这一家三口同时发绀，而且是餐中发绀，餐中又食用了外观与正常食盐很不相像的化学物质，所以首先应该想到亚硝酸盐中毒。

3. 要记住亚硝酸盐中毒发绀的特点。这三个人尚未昏迷就来到我们面前，清楚地告诉了我们发病的经过，并给我们看了可疑物，使我们可以正确地想到亚硝酸盐中毒。可是如果病人昏迷了，到了医院一言不发，护送者也不了解情况，那我们还能不能够正确地"想到"呢？那就全凭这张蓝色的脸了。可是你能区分心力衰竭、呼吸衰竭和亚硝酸盐中毒发绀的不同吗？

4. 对于危险急症，做了诊断、下了医嘱、开了处方，急诊医生的工作还不算完；还要督导护士迅速、正确地执行医嘱，还要观察治疗是否有效和是否有不良反应。

5. 急诊无细节。这就是说，在危险急症的诊断和救治的全过程中，每一个环节都是重要的，一环缺失，满盘皆输。比如这个病例，尽管我们的诊断迅速准确，但是如果司药找不到亚甲蓝，或者护士把亚甲蓝打到血管外面，病人就仍然不能获救。

6. 下班后别忙着走，尤其是有危重病人时。

我看了一下表，快十二点了。

"回去吧。"我跟她说，"是晚点儿了，可是这个病从诊断到治疗，一竿子到底，你全看到了。"

我知道她就住在医院里，而且宿舍离急诊科很近，所以才敢挽留她三次。

送她到了宿舍门口，我一天的工作才告结束。此时夜阑人静，回到家已经一点多钟了。

"下班儿就走"之所失，"下班儿不走"之所得，就是这样。

"下班儿就走"，原因很多。有的是不知道临床实习和进修的学习特点。这是"不知"，并不严重，告诉他们就好了。但还有的是"不愿"，即不愿意下了班还给你医院干。这是最不好的，这种人你告诉他也没用。

这是一种"雇佣思想"——给多少工钱，干多少活儿；给多少时间的工钱，就干多少时间的活儿；下了班儿再干一点儿，再待一会儿，都觉着是吃了大亏。这种"雇佣思想"广泛存在于那些低级工作岗位上的"上班族"中间。这些人非常可悲，因为他们终生都没从自己所从事的职业中得到半点儿乐趣。

可是每一种职业，哪怕是最普通的职业里，都藏有它的一点儿圣火的火种，当你认真地执业了，你就把它点燃了，它就会发出光明，照亮他人，使他人幸福；同时也照亮你自己的心灵，使你幸福。何况医生这个职业还不是普通职业，它所藏有的圣火火种一旦点燃，就能发出灿烂的光辉，使你得到巨大的幸福。

但是有的青年医生从这个职业中却得不到半点儿乐趣，甚至在毕业实习时就已经有了"雇佣思想"。请看：

📖 故事12　国务院的规定

我带过一个女实习生，她身材娇小，长相漂亮；然而是"漂亮，但又很傲慢、很不吃亏"的那种，这种女人因为漂亮而被身边的人们宠坏了。我让她跟着我早班、中班、夜班地"三班倒"。她对此很不满意。因为有些带教医生发现实习生不愿意上夜班，就投其所好，干脆不让他们来上了。

有一次我们上早班，她一来，神色就不对，坐在诊桌后面也不看病，也不看书，只顾低头沉思。良久，忽然抬头，敛容正色又带怒容地向我发难，而且是没名没姓、没有任何称呼地发难。她让我计算计算，她这么值班一个星期，是不是超过了国务院规定的工作时间。据她说，国务院昨天刚刚颁布了一个规定，规定了每周工作时间的上限。

真抱歉！我这个人除了医院里的医事之外，对外边的世事消息很不灵通，不知道国务院昨天颁布了这么个规定，当然也不知道国务院的规定是多少小时，而且这么多年我也从来没计算过自己一个星期上了多少个小时的班儿。

此后她一上班就对急诊室里的一切显出厌烦的样子，坐在那里低头看书，不大看病，也不看我怎么看病。

有一次抢救一个急性有机磷中毒的病人，病人是面色青灰、大汗淋漓，身上吐得一塌糊涂，散发着刺鼻的"蒜臭"；我们是医生、护士齐上阵，甚至同在一室值班的外科医生也都上手了，可她双手把一本书贴在胸前远远地站在后边厌烦地看着病人和我们，还不时用书捂鼻子，被护士长发现，遭到了护士长的厉声呵斥。

她一到下班，不管诊室里多忙，不管有多么值得观看的典型病人，都立即把那本书双手抱在胸前冷漠地离去。后来甚至发展到还不到下班时间就走，而且不和正在忙着的老师打招呼就走。

她这么做是占了便宜，还是吃了亏呢？

在各种不良的思想之中，请大家特别注意"雇佣思想"。

"哀莫大于心死"，你有了雇佣思想，不管你多么青春年少，你也是死气沉沉了。

学习无下班，别当上班族！

不过也不是所有的实习生都这样，也有很懂事的，他们在实习上，很有"心计"，而且"深谙其道"。

请看下面这三位：

故事13　小刘　小王　小魏

小刘，也是个女实习生，不漂亮，又高又瘦，一件白大衣穿在身上总像是挂在衣裳架上。但她脾气好，总是笑呵呵的，而且吃苦耐劳，不怕脏，不怕累：动脉穿刺采血，给有机磷中毒者洗胃，给心脏骤停者胸外按压，给呼吸骤停者气管插管……这些急诊室里的脏活儿、累活儿她都抢着干；而且下班不走，一天到晚就"长在"了急诊室里。她很开朗，外向得像个男孩子，闲下来就跟带教老师说笑。带教老师都喜欢她。当然也就喜欢教她，也就积极向她提供抢救的各种操作机会。两周的实习结束后，她还常常在晚饭后来到急诊室，帮助我们抵挡这一天之中最大的急诊高峰。我们的急诊室都是一人值班，晚饭后到午夜前这一时段最难招架。所以一到这时我们就会喊："小刘呢？小刘来了吗？"——她已经成了我们科的一个编外帮手了。

那时急诊科还没有空调，夏天大家都是挥汗工作，她跟着我们吃了很多苦，但也跟着我们学到了很多东西，连气管插管都会了。毕业实习结束前，她几乎可以顶半个急诊医生用了。

说真的，有的人适合当医生，有的人不适合，小刘就适合。我想了解她的家教和"校教"，以求知道这样一个适合当医生的人是怎么培养出来的。但是没能做到，因为急诊工作太忙了。很快，毕业实习就结束了，她不知到哪个医院工作去了。但是可以肯定，她到哪个医院都是把好手；哪个科主任要她，哪个科主任有福。

转眼二十多年了，她现在起码也是副主任医师了吧。

小王，男实习生，天津郊区的一个农村孩子，个儿不高，但很结实。

我带他之前就认识他。因为我们是内科和外科共用一个急诊室。一到晚上，本市的实习生都回家了，家在农村的实习生就成群结队地来到急诊室坐在外科急诊医生身边"等缝合"。

所谓"等缝合"，就是等待外伤病人，好得到个练习缝合的机会——这些人将来都想干外科。这群人里就有他。

等轮到他来内科急诊实习时，恰好由我带。农村孩子，不大会说客气话，走到我面前只是一笑，表示"早就认识，请多关照。"

此前他经常到急诊科来，所以比一般实习生强，眼里有活儿，而且很多活儿他都知道怎么干。但他自尊心太强，有时我以为某项操作他不会，他就不悦。

他和小刘一样，也是深谙实习之道。十五天的实习他是天天必到，而且是紧盯，一天到晚跟在我左右。从我这儿学了些东西，也在几次"急诊风暴"（实战篇第十五章）中帮助过我。在后面的故事和病例里我还会讲到他。

小魏，女实习生，也不漂亮，但圆圆脸儿，胖乎乎，一看就知道是个好脾气。有点儿腼腆。一开始不谙实习之道。但勤奋、遵守实习纪律，天天必到，不迟到、不早退。也跟我学了些东西。

十五天的急诊实习结束，她走了。

过了一个月，一个晚上，我正忙得不可开交，她出现在急诊室门外，想进又不敢进，见我看见了自己，脸就红了。我忙招呼她进来，问她在哪科实习了，来干什么？

她红着脸说，那个科带教不好，没人管，带教老师也不教。晚上没事儿，想来这儿实习实习，行吗？说完就仰着圆圆脸儿盯着我，等着我的回答。

"那好啊，我这儿正有点儿招架不住了。"我开玩笑地跟她说。

她一听就红着脸高高兴兴地就座接诊了。显然，她刚才向我说的这些话她已经打了腹稿多日并且犹豫多日了，没想到现在说了就如愿以偿，能不高兴吗？

这样，小魏就在业余时间又从我这学到了一些东西。

我的求知之路十分坎坷：先是高中刚毕业就遇上了废除高考，大学停止招生；几年之后大学恢复招生（但不考试），每年招生我都跃跃欲试，但每次都被拒之门外；直到恢复高考，始能如愿，算来其间已耽误了十一年又三个月！因此我深知求知是人对社会最基本、最合理，也是最应该得到满足的一个要求。所以我认为：不论是社会，还是个人，对于一个青年求知的要求，永远都不应该拒绝。

无论是小刘、小王还是小魏，今天肯定都是他们科里独当一面的人物了，二十年前，他们从我这里学走的那些东西，今天看来，微不足道。但在那时，对于一个初登医学圣殿的学生来说，那些东西都是宝贵的。

第八节　上班看病　下班看书

问题 8：不知道看书与看病哪个重要

实习和进修就是实践，所以上班时一定要把主要精力放在实践上，即"接诊看病"。

书是你的，你什么时候想看就能看；但是病人就不是你的了。急诊病人的流动性极大，观察一个典型的病例、症状和体征的机会，实践一项诊疗操作的机会，可以说都"稍纵即逝"。

可是如果急诊室里一个病人也没有了，坐下来看看书对不对呢？

也不完全对。这要看你对急诊室里的一切都知道了没有。因为实习和进修除了"接诊看病"之外，还有其他内容，比如：

你会熟练地使用心电图机了吗？你会使用心电监护机了吗？你会做气管插管了吗？冰帽会使用了吗？呼吸机呢？此外还有很多很多，你都会吗？

你应该趁着没病人的机会，把这些东西都看看、都练练，不会的都向老师请教请教。

不要只盯着那本写得死气沉沉的教科书，其实在你面前还有一本能说会道的教科书呢，这就是你的带教老师。他能把书本上那些你看了几遍也不得要领的东西，变成几条简单易记的东西。你应该利用这点闲暇请他们给你讲点什么。起码也应该请他们把刚刚看过的重点病人给你总结总结吧。

书还是尽量留到下班之后去看吧。

第九节　内科为主　兼学别样

问题 9：只学内科急症，不兼学非内科急症

内科急诊室有一个怪现象（第七章第四节），那就是一些非内科急症病人，常常会到内科急诊室里来就医。对于这些"非内科急症"，很多内科急诊医生不重视，视这些病人为不速之客，转科了事。

这不好。正确的态度应该是：这些不速之客既然经常造访内科急诊室，那就第一，要学会鉴别这些急症；第二，要学会初步处置它们。

怎么学呢？

首先要从书本上了解常见的"非内科急症"的主要症状和体征。有了这些知识，有时你自己就能够认出它们来。

可是有的你还是认不出来，需要上级医生帮你认。有时上级医生也不行，需要请专科会诊。这可都是你的学习机会，一定要认真学，看看人家是怎么认出来的和怎么处置的。尤其是会诊，一定要参加。

需要注意的是，上级医生和专家做出的诊断，不要认为全对。**任何人做出的诊断，都要接受临床治疗结果的检验，这种检验是毫不留情的。**

所以你不要认为他们全对，你要"听其诊断，观其正误"。

怎么"观其正误"呢？

这些非内科急症一旦被鉴别出来，病人都会立即被转到相关科室，甚至转到病房。稍后，你要迈开双腿，到那里去看看上级医生的诊断、专家的诊断到底对不对。

内科急诊室里的非内科急症种类很多，其中出现得最多的，是急腹症，可以说无日无之。这是我们的学习重点。

第十节　尊敬你的带教老师

问题 10：不尊师

"尊师"在人类尚无书籍和其他传媒，一技之长必须由老师言传身教才能学到的时代，人人都能做到。可是今天，已经有了大量的书籍、各种的传媒、无所不知的互联网，除了文字，甚至还有音频和视频呢，尊师不尊师似乎就不

那么重要了。

不尊师的结果

所以有些青年医生就不太尊重自己的带教老师，似乎没有带教老师，自己也能成为一个医生。

可那能成为一个什么样的医生呢？

我见过工作了三年的医生，血压计的袖带还缠不好；工作了几十年的医生，体温和血压还测不准。这还不就是因为他在实习时没人带他、教他吗？

其实"没有带教老师，自己也能成为一个医生"这种思想完全错了。

为什么呢？

第一，临床医学是实践性和操作性极强的学科，没人手把手地教，没人"耳提面命"地教，你是学不成个像样的医生的。

第二，既然需要老师，就得尊师；你尊敬他，他才乐于教你。不论社会怎么进步，只要电脑和机器人代替不了活人，只要教师还得由人来担当，你就得尊师。其道理很简单，人都希望别人尊敬，而老师尤其如此。

有的人在实习或进修结束时，忽然发觉自己并没有学到多少东西，于是怨天尤人。可是你想没想到这与你不尊师有关呢？

你迟到、早退，甚至干脆几天不来；你在老师面前板着个脸好像什么都会、什么都懂；你在学校里学了点儿理论，就不把从事临床工作的老师放在眼里；你见了脏病人，或有传染危险的病人就往后躲；老师提问你，恰好你不知道答不上来，就给老师脸子看；下班时遇到典型病人，老师留你看一会儿，你就一脸的不悦；老师在百忙之中，甚至在忙得不可开交之时，还不忘给你提供一个实践机会，你却不知感恩，反而反感，甚至拒绝，让老师难堪和心寒，等等，这一切你以为不影响他对你的教学情绪吗？

他不主动、不积极、不认真地教你了，你没学到多少东西，你抱怨谁呢？

最应该尊敬的

临床医学是实践的学问，没有"实践的机会"，就学不到真才实学，所以实践机会非常珍贵！

既然如此，那么当它出现在他们面前时，就一定大受欢迎了吧？

那可不一定，有时我把这宝贵的实践机会双手送给他们，他们并不欢迎，甚至有时还给我脸子看，让我难堪。"树要皮，人要脸"，每当此时，我都会暗下决心，再也不给他们提供实践机会了！再也不自讨没趣儿了！

但是在这个事情上我"没记性"：我一遇到实践机会就还是不管时间、不管地点地叫人家来，甚至拦住人家向人家提供这个机会。

我是这么"不知趣儿"吗？

不是！我是认为这个实践机会对他们太珍贵了。我是从心底里觉得：如果我不这样主动地向他们提供实践机会，就对不起他们；而且我还对不起当年我在课间实习和毕业实习时那些主动向我提供实践机会的前辈们。

这些前辈中有几位我至今不忘，下面这位只是其一。

📖 故事14 飞来的实践机会

那是学《外科学》时的事儿。我们上午上课，下午我和一个同学到外科急诊室实习。

我们俩走进急诊室，见诊桌后面坐着一个男医生，四十多岁了，身材高大，有点儿发胖，没戴帽子，衣着有点儿邋遢。

他见我们进来，就向我们冷冷地点了点头，又四下用眼睛找凳子，找到了就用眼睛示意让我们就座。此后是他看病，我们俩旁观。他一没讲，二没问，好像不大热心带教。所以这个下午过得索然无味。

到食堂开饭时间了，我们俩刚要走，突然诊室的大门被砰然撞开，几个风风火火的男子架着一个五十多岁的干瘦妇女闯了进来，这个妇女用一条不大干净的毛巾捂着自己的右手，毛巾已被鲜血浸透。我知道这是"手外伤"！

老师马上起来打开毛巾查看伤口——刀伤，伤口很长、很深，食、中、无、小，四个手指的肌腱都被割断了。

原来在长春市的一个拥挤杂乱的居民小院儿里刚刚发生过一场激烈的邻里冲突，一方手持尖刀捅向另一方，而这位干瘦的妇女则见义勇为，居间赤手夺刀。她这一夺，救了两个人，否则将一个是刀下鬼，一个是杀人犯，不禁让人肃然起敬。

老师盖上伤口，说："缝合！"然后对我们俩说："你们俩别走。跟我上手术。"我当赤脚医生时就会外伤缝合了，但是这么严重的手外伤缝合没做过。所以听说要上手术，不禁怦然心动。而那个同学入学前没干过医，缝合别说干过，连看都没看过，听说上手术就更其激动。

老师说完了，就走到一个老护士面前让她给我们俩拿两套手术服。我们这才知道缝合还要在手术室里进行。

不料老护士不悦，斜眼儿看了我们俩一眼。先是嫌老师多事。本来嘛，我们只是课间见习，还远未到参加手术的时候。然后她又不耐烦地跟老师说手术室人多怕污染，后来又说没有手术服。

于是老师就陪着笑脸儿再三请求老护士。护士是医生不可或缺的战友，青年医生一入职就要搞好医护关系。

良久，老护士终于退让，说可以，但是只有一个人的手术服。老师无可奈何，只好遗憾地对我们说："只能进一个，你们俩谁上？"

我做过外伤缝合，而且我毕业后也不准备干外科，而那个同学却是一心要干外科，于是我谦让了。他激动得有点儿发抖地接过手术服，跟老师进了手术室。

晚上快十点他才回到宿舍。他激动地向我讲着手术的经过，从刷手穿手术服，到进手术室上台，到帮着老师缝肌腱……激动得两眼闪闪发光。

也难怪他激动，这是他第一次参加手术，而且还是在马上就要离开医院时飞来了这么一个实践的机会。

可这个实践机会是飞来的吗？

不是，是老师从护士那里求来的。

这位同学很好学，学得也不错，毕业之后被分配到北京的一家医院干了骨科，现在已经是教授了。

我不知道他是否还记得，是谁第一次把他领进了他向往已久的手术殿堂。而我则确实记得，是谁第一次用他的行动告诉了我：应该主动向青年医生提供实践机会。

一晃毕业三十多年了，毕业之后竟然未再回过母校，当然也未再见过这位老师，老师肯定已经退休了。

祝他健康！

每当我遇到厌学的青年医生，每当我的"主动提供"遭到他们的冷遇甚至拒绝，以致我"哀其不学""怒其不学"，并决心再也不向别人"主动提供实践机会"时，这几位老师的容貌就会浮现在我眼前，老师的眼睛就又会注视着我，仿佛在对我说：

"谁也不是天生就会，医术都是一代又一代师徒授受、薪尽火传下来的，你没有权力到此为止不再下传。"

此前我讲过，带教老师是应该尊敬的；现在我要讲，这些主动向你提供实践机会的带教老师，是最应该尊敬的！

一般来说，这样的老师都心地单纯，他自己好学，就认为别人也都好学，所以他才会在你休息的时候、很"忙"的时候、要下班时候，"不合时宜"地来打扰你，让你生厌。此时你可要提醒自己：面前这个人，可是最应该尊敬的人。而"恭敬不如从命"，熄灭自己的厌烦，高高兴兴地跟着他去实践吧。

第十一节　接受训练

问题 11：不知道学医必须接受训练

临床上的所有基本技能都需要经过带教老师的反复训练才能掌握，甚至很多基本理论、很多诊病的逻辑推理、很多治病的思维方法，也都需要经过带教老师反复训练才会运用。

可是"训练"这个词，听起来却不那么美妙。不像"开导""诱导"那么受听。

的确，"训练"这两个字无论哪个都不美妙。"训"就有点驱使性和强制性，有点不客气、不给面子；而"练"就有点被动，就意味着得反复地、刻板地重复某种活动。

但是人需要受训才能正确地掌握一种技能，这又确实是一条规律。遗憾的是并不是所有的人都懂得这条规律，这表现在有些实习生"拒训"。

"拒训"者不愿老师指出他们的错误思维、矫正他们的错误手法、问自己不知道的那些基本知识和基本理论，不愿意重复练习某种被他们认为是"雕虫小技"的技术。

这样的人将来不大可能成材。即使是一些基本技术，他们也会长期不能掌握。就拿测血压来说，有人直到退休，测得也不规范。

实习、见习或进修阶段，是一个你最乐于学习、而别人又最乐于教你的阶段。如果你在这个阶段上就闹起"拒训"来，从而导致很多基本技能没有学会，或学得不好，那么等到你成了主治医师、副主任医师，别说那时你肯定更"拒训"了，就是你突然醒悟，愿意接受训练了，谁还好意思训练你呀？

第十二节　要知识，不要面子

问题 12：太好面子

人都是爱面子的，而且人的地位越高，对面子看得就越重。可是人过分爱面子不明智，学生过分爱面子，就更不明智。

故事 15　出走

我带过这么一个实习生：头一天我们遇到了脑出血，也遇到了脑梗死，但是由于那天太忙，我未能给他做"班后总结"（第八章第六节）。

第二天病人少，我就抽空把脑血管意外给他总结了一下，当然免不了提问他。结果，我发现这个大学毕业生竟然搞不清脑梗死、脑栓塞和脑血栓形成之间的区别。我批评了他。当时诊室里还有几个护士在坐着聊天，此时恰好断了话题，就转过脸来听我们的谈话，这个同学先是脸红了，继而坐不住了，终于托词离开了诊室。

他还有几天就要结束在急诊科的实习了，所以我想他这一走不会再来了。可是过了两天他还是回来了。一进诊室，第一句话就说自己回去看书了，这三个概念都弄明白了。

下面的话我想说，但没有说：你太好面子了。老师问学生，学生不会，这有什么了不起？不会就听老师讲呗。可是你却要"出走"。你这一走少学了多少东西？

不过这个学生还算不错，受到批评只是"出走"而已；还有以"我没错"来顶撞老师的呢！

在学习上，知识与面子，哪一个更重要呢？

当然是知识重要，为了求知，可以不要面子。

第十三节　要勤于动手

问题 13：眼高手低，懒于动手

一个人大学毕业了，学了很多先进的、高深的理论，那他还需要学习那些需要自己动手的技术吗？

我至今还清楚记得以下这一幕：

📖 **故事16** "这算哪一道啊？"

那天我带一个新来的实习生。我让他给一个病人做心电图检查。

在急诊室里，心电图检查一般都是护士来做的。我之所以让他做，是想让他学学这个技术。

他很勉强地站起来走到病人跟前，这时我才知道他连导联线怎么接都不知道。他摆弄了几下，还是不知道怎么往病人身上连接，于是就恼怒地把电极板往病人身上一扔，拧着脖子回头冲我喊：

"我又不是这个专业的，让我干这个，这算哪一道啊？"

你不是这个专业的？那么请问你是哪个专业的呢？你不是医疗系的吗？中国的医学院校的专业还没有分得那么细，细到有一个专门给人做心电图检查的专业。你到内科急诊室来实习，心电图机不会使用，给你实践机会让你练，你还要这种态度，你这又算是哪一道啊？

过去我听人家说中国学生的动手能力差，还不太相信。今天看见这些实习生，相信了。

我注意过我带的实习生们的那一双双手，笨拙的居多。这么笨的手怎么能当医生呢？

医生这个职业，是最需要自己动手的职业。外科不必说，就是内科医生笨手笨脚的也不行。触诊和叩诊不说了。导管插入技术、内窥镜技术已经成为内科的重要诊治技术，一个内科医生的手应该能把它们插到体内需要插到的任何一个部位。

而这就需要一双灵巧的手。然而这样的手不是天生的，它需要练就。

其实，手是一个人智力高低的标志。勤于、善于和巧于动手的人，一般都不笨；而聪明人，一般也都有一双灵巧的手。

你想有一双巧手吗？

那么现在，你就应该从干心电图检查这样的一些"零碎活儿"做起。

第十四节 "玉不琢不成器"，别甩开老师

问题 14：甩开带教老师，自己干

我们已经谈过了"尊师"对大家的重要。现在我再从另一个角度谈谈这个问题。

故事 17 有"主见"的姑娘

这是个寡言少语的姑娘。她到急诊科来实习，被安排在急诊室，可是她不征得科住院医生的同意，每天早晨自己到观察室参加每天早晨的查房，查房结束后才回急诊室实习。

显然，这是一个有主见的学生，她认为急诊科一天实习的最佳时段和病房一样，也是晨间查房。

但这不对。学内科急诊，主要应该在急诊室和抢救室里学。而观察室里病人很多，老师查房速度很快，没时间给你讲解和向你提问。这样，你在那里干，只能是给人家抄抄写写，能学到什么呢？

急诊科十分繁忙，谁也没有注意这么一个在急诊室和观察室两室之间来回"游击"的实习生。可是她乐于这样自由地"游击"。后来我指点了她，她不动声色地听着，心里却可能很不以为然。后来我发现她在急诊室里实习时，也不跟带教老师，而是自己一个人坐在那里接诊看病。

有一天正好碰上我在急诊室值班，病人不多，我就不接病人了，专门坐在她旁边看她怎么看病。一上来，我就发现她连心脏的几个瓣膜的听诊区都不知道在哪。她把听诊器放在一个部位上听，我问她：

"你这是听哪个瓣膜？"

"二尖瓣。"她回答。

"二尖瓣你怎么在这儿听呢？你说说二尖瓣的听诊区在哪儿。"

她答不上来，而且见我不去看病，坐在她旁边专门"鸡蛋里挑骨头"，就显出一脸的不悦来。

可是如果不是我把这块连心脏听诊部位都不知道的"骨头"给你挑出来的话，你这么"乱听"还不知道要听多少年呢！很可能会听到退休吧。

古话说"移樽就教"，说的是如果你想向人家请教，就应该放下架子主动走到人家面前。现在你学临床医学，你离老师越近越好，怎么可以甩开老师呢？

这不仅仅是她一个人的问题，这是实习生和进修生中的一个普遍问题。我多次听到他们说，他们喜欢的是能够放手让他们自己干的那种老师。可是如果带教老师真的放手不管你们，你们能干什么呢？能学到什么呢？

其实，这个问题反映了辩证唯物论的一个基本原理，那就是世上万物都是互相联系、彼此制约的。一个人没有绝对的自由和绝对的自主，一个人总要受制于人。

三级责任制

医院里有一个"铁的法则"，那就是"三级责任制"。这个制度就是：任何一个医生都不能甩开上级医生自行其是。可是如果一个人在实习时和见习时就想甩开带教老师，那将来工作时就会甩开上级医生。

三级责任制从本质上讲，强调的是医生队伍整体的功能，而不是个人的能力。换言之，只有充分发挥了医生之间的协作、监督、补充、纠正作用，医疗才能更准确、更有效、更安全；而一个医生单枪匹马，则反之。

一个年轻医生参加工作之后，不能摆脱三级责任制这个体系，而是要心悦诚服地接受这个体系，在这个体系之中年复一年地接受上级医生的训练和指导，他才能健康地成长。

"玉不琢不成器" 新解

"玉不琢，不成器。人不学，不知义。"

对《三字经》里这句话的含义，我近来有新的感悟，即它说明了求知的两个方面：一个是主动的，那就是"学"；另一个是被动的，那就是"琢"。

我想，如果玉石有知觉的话，那它被人用利器琢磨，一定很痛苦。可是如果它怕疼而不接受琢磨，那它永远也成不了器。

人盯人带教法

其实"被琢磨"，就是被训练。你要想成为一个真正的医生，那你就应该到带教老师面前恭恭敬敬地、老老实实地接受很长一段时间的训练。我把这种训练方法称为**"人盯人带教法"**，即教师对学生的学习和修身进行一对一的、面对面的、长期的、连续的、密切的监督、训练和指导。

在"人盯人"上，我们中国是有传统的。孔夫子就是楷模，他教学生就是人盯人；不仅在课堂上盯，课下也盯，师生不仅一起学习，还一起生活。这是一种非常好的教学方法。

可是这种教学方法没能流传下来。

我国医学界存在着很多问题，其中一个就是很多医学毕业生，没有经过严格的"人盯人的带教"就开始工作了。

尤其是在急诊科的急诊室里，这种现象更严重，很多刚毕业的医生，只跟着一个高年资医生值一两个月的班就独立值班了。而且从此永远这样"独立"下去了，没有人知道他们都是怎么工作的，当然也就没有人指出和校正他们的错误。

造成这种局面，有很多原因，这里只谈学生的原因：

一是不知"受琢"的重要性；

二是不愿意吃"受琢"之苦。

一个好学上进的青年，一个聪明的、有"心计"的青年，他绝不会甩开老师。相反，为了学艺，为了修身，他会有玉石那种为了成器而甘愿受琢的精神。

我在本章第七节里讲的小刘、小王和小魏，他们就有这种精神。

第十五节　要勤快，不要懒散

问题 15：懒散

在从现在起的三节里，我要集中讲一讲已经工作有年的高年资进修生。他们有的已经是急诊医生，有的是要通过这次进修改行做急诊医生。他们有他们的问题。

进修是医生提高技术水平的主要途径，能出来进修，是一大幸事。但进修又是一件难事。最难的在于你必须有高度的主动性。主动性表现在一个人的勤快：勤干、勤学、勤问。而一些高年资进修生却偏偏懒得干、懒得学、懒得问，一天到晚懒懒散散。你这样，进修肯定不会有多大收获。因为你都三四十岁了，很多人都是主治医师了，谁好意思整天在你后边督促你？

勤快，是心灵健康的表现；懒散，则是心灵怠惰的表现。一些高年资进修生的懒散，究其根本，是他们已经没有旺盛的求知欲望了。年复一年琐琐碎碎的临床工作，日复一日庸庸碌碌的家庭生活，最容易消磨一个医生的远大志向；回首往事，每个人又都有很多不称心、不如意的事情；这些加在一起，足以使一个三四十岁的人心灰意冷，不思进取。

"哀莫大于心死"，心灵怠惰是最可悲的！

点燃求知的欲火

我把进修生的问题讲得如此严重，是想惊醒他们。但是如果一个人的心灵已经被世俗生活的油污窒息了的话，惊醒也难。

那么向他们说点儿什么呢？

有人把生活比作一条河。

果真吗？如果生活真是一条河，那么，生活中就不会有这么多怠惰的人、麻木的人和昏聩的人了。因为生活之河的清凉激流，会使人们清醒、振奋和自洁。

其实生活并不总像一条奔腾的河流，有时它更像"一沟绝望的死水"，这沟死水就像闻一多所言，真是"清风吹不起半点漪沦"（《死水》）。

一个人上了大学，进了医院，当了医生，在局外人看，他怎么会从此而意志消沉了呢？医生的道路和生活，在局外人看来那是多么令人振奋哪！

然而问题就在于，医院的生活并不像人们所想象的那样是一条清澈的、奔腾的河流。在我们当今的医院里，能使一个医生麻木与怠惰的东西真是太多了！

这些东西你想改也改不了，想摆脱也摆脱不掉。可是今天你出来进修了，有的还要改行干急诊了，你跳出来了，缠绕在你身上的那些羁绊都因此而解脱了，你还有什么可说的？

就看你的心灵深处到底还有没有可以复燃的求知欲望了。

第十六节　是进修，不是受雇

问题 16：雇佣思想

有些人在单位里上班时，由于收入的分配不合理，或多或少都有雇佣思想——给多少钱干多少活儿。现在出来进修了，于是就把进修也当作了雇佣，而且是报酬更不合理的雇佣，于是就更"不给他好好干！"

进修是需要高度主动精神的学习活动，以一种受雇于人的心态进修，你能有多大收获呢？

第十七节　扔掉"面子"，学技术

问题 17：爱面子

今天连年轻的实习生们都那么爱面子，何况高年资进修生呢？怕人家说自己水平低，于是就不懂装懂、不会装会。

"面子"是人们自己给自己设置的障碍。你来干什么来了？不是要进修吗？既然是来进修，必然是不懂；不懂就问，谁会笑话你呢？

其实最重要的不是你能否装出一副样子，让这里的医生、护士以为你很懂；最重要的是在进修结业后你能否满载而归，让你单位里的同事们对你刮目相看。

学习急诊的 17 个问题和 17 个注意事项这条"龙"，到此全部画完了，下面我给这条"龙"点一下睛。

第十八节　苦口之良药　逆耳之忠言

按照"五字学习法"学习急诊时，会有以上这么多的问题来干扰我们。这些问题说到底，是我们头脑里固有的毛病：懒惰和厌学。

对懒惰和厌学，孔夫子曾经痛骂过"朽木不可雕也！粪土之墙不可圬也！"（《论语·公冶长》）。这一骂，是圣人的一时失态，可后来竟然成了著名的"千古一骂"，成为鞭策后人勤奋学习的一条圣人之鞭。

圣人骂学生可以，但是我骂学生不可以。所以在向大家讲述上边那些问题时，我是努力按照"循循善诱"的精神讲的。只不过有时为了警醒大家，言词有意尖锐一些。如果这触犯了你的自尊，那你就把这些"尖锐之言"看作是"苦口之良药，逆耳之忠言"吧。

没有一双鹰的眼睛　就不能当急诊医生 ◯

第九章　磨炼观察力

"观察力"对急诊医生非常重要，而且其学习方法又非常特殊。

第一节　鹰的眼睛

我在第四章里讲过，快捷是急诊的特征。而诊断是急诊最重要的一项工作，所以诊断尤其要快。

一瞥而知式的诊断

诊断怎么才能快呢？

首先就是获取信息要快——要迅速地从病人身上采集到诊断所需要的信息。而采集信息最快的是望诊。因为只要你有很强的观察力，那你只需向病人投去一瞥，甚至只需在远处向病人投去一瞥——就能看出一些症状和体征，有时就能做出初步的甚至是完全正确的诊断。我把这种检查叫作**"一瞥式的检查"**，进而把这种诊断叫作**"一瞥而知式的诊断"**。

不过有人会问，这种"一瞥式的检查"和"一瞥而知式的诊断"实际上存在吗？是不是你在耸人听闻哪？

这不是耸人听闻，请看：

> 📋 **病例 3**　**一瞥而知式的诊断**
>
> 我和一位外科医生一起在急诊室值班。
>
> 时值就诊高峰，这位外科医生身边已经站满了病人和家属，可是内科这边恰好没有病人，我就站到外科医生身后看他怎么看病。
>
> 这时，一个身材不高，胖胖的男青年弯着腰，左拇指在后面卡在腰上，其他四指在前面卡在左肋弓下，艰难地向诊桌这边走来。

我注意了病人的面容：一张丰满的圆脸上满是汗水，表情痛苦，五官疼得全都歪扭了。

外科医生正忙得不可开交，他忽然从自己面前林立着的人们的缝隙之中瞥见了来者（我注意了，他只瞥了来者一眼），就伸手撕下一张化验单，问过姓名和年龄之后就嗖嗖地在上面写了几个字，往这个病人手里一塞说："验尿去！"然后继续诊查包围着他的那些病人。

我在他耳边轻轻地问了一句：

"您看像什么？"

"肾结石。"他自信地回答。

过了一会儿，那个病人回来了，还是那样弯着腰艰难地向诊桌这边走来，把化验单递给外科医生，化验单显示"红细胞满视野"。

外科医生给病人查了查腹部，然后大笔一挥：留观，止痛，消炎，明晨做腹部 B 超检查。第二天早晨下班我没回家，跑到观察室去做我的"旁观观察"（第七章第十二节），看看到底是不是肾结石。结果腹部 B 超报告显示：左肾结石。

这就是"一瞥而知式的诊断"。

"一瞥而知"的意义

望诊是最基本的检查方法，中医望闻问切，西医望触叩听，"望"都位居第一。甚至汉语还干脆把诊病叫作"看病"呢。

当然，常常仅凭"一瞥"得不出诊断，只能看出一些症状和体征，但是知道了症状和体征不就接近诊断了吗？"一瞥而知"不是为了在病人面前炫耀自己的技能以哗众取宠，而是为了给诊断多赢得几分钟。这几分钟对于危险病人的珍贵，是黄金所不能等量的！

所以白求恩说：**医生应该有一双鹰的眼睛。**

用进废退

可是今天，各式各样现代化的、能够"洞察一切"的医学仪器包围了我们，还有多少人去看病人呢？长此以往，我们的观察力就要退化了。事实上，今天有些年轻医生的眼睛已经很成问题了。请看：

故事18　视而不见，听而不闻

在上一章的〖故事13〗里我讲过实习生小魏。现在我再讲一点儿她的故事：

她比较勤奋，也知道尊敬老师，所以我愿意教她。我多次告诉她，要注意观察病人，注意磨炼自己的眼力。

那天我们俩一起值班，恰好一个病人也没有，所以当一个病人走进诊室时，我们俩就不约而同地抬起头注视他。当病人坐到诊桌前时，我的初步诊断已经做出来了：脑血管意外。而且为了能够"三快"，我的下一步处置也开始了——给病人开脑CT检查申请单。

为了考察小魏的观察力，我不说话，只管开申请单，让她接诊和问诊。

我听她问诊问得"东一榔头，西一棒槌"的，就知道她到现在还不知道病人是什么病呢。于是我就问她："你看见病人的嘴歪了吗？"

她看了看病人的脸，说："哎哟，可不是！"

我又问她："你听见病人说话口齿不清了吗？"

她让病人又说了一句话。听过之后她说："哎哟，可不是！"

我最后问："你发现病人右半身无力了吗？"

她又看了看病人，莫名其妙地说："没有。"

在病人去做脑CT检查时，我向她讲了我是怎么在病人一就座时就做出了诊断的：

当病人从诊室门口走到诊桌前时，我已经发现了两个重要体征，一是嘴歪，二是病人虽然是自己走到诊桌前来的，但是两脚的步幅不等大，右脚的步伐小一些，加上病人是个老人，所以我做出的初步诊断是脑血管意外。当病人陈述病情时，我又听出病人的口齿不太清楚，这就更支持了我的诊断。

"这个病人从一入诊室我们俩就不停地注视他，这些体征我都发现了，你却一个也没发现，这就是'视而不见、听而不闻'，眼睛还得练！耳朵还得练！"我对她说。

再请看：

📑 病例 4 食物中毒？

夏天的中午，急诊室的门被突然推开，一个满头大汗、衣着粗俗的男子背着一个男病人风风火火地闯了进来，身后又涌进五六个同样举止粗鲁的男子和一个文化水平不高的中年妇女。人们把病人放下，只见病人软弱无力，瘫倒在床上。

"怎么了？"值班医生边问边走到床前。

"吐。"背人的擦着脸上的汗回答。

"什么时候？"医生问。

"刚。"

医生开始查体，边查边问：

"拉（腹泻）吗？"

"不拉。"

这时那五六个男子七嘴八舌地说开了：

"一块儿吃饭……"

"刚喝两口就往下溜，我赶紧把他抱住了……"

"我叫唤他，他就不知道嘛了。"

"喝的什么酒？"医生问。

"白酒。"

"你们都喝了吗？"

"都喝了。都没喝几口。"

"你们都没事儿？"

"没事儿。"

"他吃的菜你们都吃了吗？"

"吃了。"

查体结果：发热，浅昏迷，心动过速。

值班医生跑来向我汇报。我告诉他：进抢救室，心电监护，测量体温，开通静脉，先输葡萄糖、吸氧。

值班医生跑了出去。稍顷，抢救室里的心电监护仪就传过来机关枪射击般的心脏跳动声。

心率太快！我赶忙走进抢救室。只见一群护士正围着病人给病人扎静脉和吸氧。监护仪上显示窦性心律，心率 170 次 / 分，律齐。值班医生问我：

"洗胃吗？像食物中毒。"

我走近抢救床，分开护士往病人脸上一看，就发现病人的左眼球向上凸起。这只眼球由于凸起，上、下眼睑都闭合不上，所以病人看上去像是"睁一只眼，闭一只眼"。我立即问：

"有甲亢，是吗？"

值班大夫听了一愣，可是那位中年妇女却马上回答：

"有。好几年了。"

"你是他什么人？"我问她。

"他爱人。"妇女回答。

"他吃什么药？"我问。

"他巴唑。"

"最近还吃吗？"

"半个多月没吃了。"

"体温多少？"我问值班医生。

值班医生取过体温计一看，39.8 ℃。

"甲状腺危象。不是食物中毒。"我说。然后下医嘱：

利血平 2 mg 肌内注射，地塞米松 20 mg 静脉注射，甲巯咪唑 60 mg 研末鼻饲，美托洛尔 50 mg 研末鼻饲。

半小时后病人苏醒。脉搏渐慢，体温趋降。下班时，体温、脉搏已近正常，神志完全清醒。移入观察室，每 6 小时口服甲巯咪唑 30 mg。第二天上午症状完全缓解离院。

这个病例的诊断对于我来说，关键是能不能发现那只凸起的眼睛。这是因为：突眼（包括单侧突眼）是甲亢的重要体征，甲状腺危象是甲亢的重要并发症，其主要症状是高热、心动过速、呕吐和意识障碍等，这些知识我早已烂熟于心，所以只要我能发现那只突起的眼睛，就能做出正确的诊断。

结果是，这只突起的眼睛，我一眼就发现了。

那么那位值班医生发现了没有呢？

事后我问了他。他说没发现。

为什么没发现呢？

我想他不会没往病人脸上看。他看了，但是没有发现异常。

"一瞥式的检查"要点是：能在一瞥之间发现异常。

一只眼睛全闭，而另一只半睁且凸起，这很不寻常，为什么就没发现呢？

观察力不行呗。

"一瞥而知"的根据

"一瞥式的检查"如此高效，"一瞥而知式的诊断"如此准确。

可是有人还不相信，他们问：这种检查和这种诊断有理论根据吗？

有。急症不同于非急症，急症一旦发生，其症状和体征就十分明显，甚至病人到达诊室时常常几个主要的症状和体征都已出现。只要你有很强的观察力，并有很强的"想到能力"（第三章第二节），你就能"一瞥而知"。

你们还有很大的潜能

尽管如此，还是有人怀疑医生的望诊能力能否达到这样高的水平。

其实你们每一个人目前的观察能力，都远远没有达到极限，你们还有很大的潜能。只要有意识地、有目的地、有方法地练习，你们的观察力就能达到很高的水平，你们的诊断速度就能更快。

可是事实上，由于我们的保守和懒惰，我们的很多潜能终生都未能开发出来。我们每天就是这么"低能"地工作着，就这么"视而不见"地看着面前的一个个急症病人。

可是急诊需要的是火眼金睛啊！

医生永远需要经验

但是说到这，仍然有人认为"一瞥而知"只是一种经验，不是科学。他们认为经验不准确，只有科学才准确。

可是如果用"科学"的本意来衡量医学，那么医学就不完全是"科学"；因为医学里除了"科学"之外，还含有很多非"科学"的内容，临床经验就是其一。其实我们在人体上所进行的诊断活动和治疗活动，有很多是无法用实验科学去界定的。医学现在具有、将来也仍然具有很大的经验成分。

医生永远需要经验！

第二节 怎么才能有一双鹰的眼睛

一、要熟读症状学和诊断学

要熟知各种疾病的症状和体征。当然这仅仅是症状和体征的文字符号而已，并不是症状和体征本身；但这总比你脑子里连这些文字符号都没有要好。其实，这也是我在第七章第四节里讲的"先看书后见病人"。即在书本的引导下去辨认症状和体征。

而且，好的症状学和诊断学的书里都附有这些症状和体征的插图和照片，它们已经不是文字符号，而近乎病人的实像了。你要仔细和反复地阅读这些图片，务使这些插图和照片牢牢刻在自己心头，将来你见到病人时，你一眼就能认出来。《实用内科学》的很多版本里都有一张"甲状腺功能减退症"女病人的照片和一张"肢端肥大症"男病人的照片。这两张照片我仔细看了无数次，后来当我第一次见到这两个病时，一眼就认出来了。

二、要认真和仔细地观察你面前的每一个病人

从头到脚，从里（耳鼻喉之内）到外，从前到后，从体位到体态，从步幅到步态，从面容到气色，从精神到神态，从眼色（结膜和角膜的颜色）到眼神，只要有时间，就彻彻底底、全全面面地观察。甚至连衣履、佩饰、发型，乃至其陪伴者的状况，都要观察，因为这些也都有助于你的诊断。

三、要追踪观察（第七章第十节）

这有两种情况：

1. 你在那些文字符号和图片的指引下自己辨认出了一个症状或体征。这时你不要沾沾自喜，你要到观察室和病房去追踪观察，去看看你所辨认出来的，到底是不是真的是那个症状或体征，观察室和病房的医生是不是也这样认为。是，那你就看对了，你就把它们拷在你的记忆中，以后就根据它们给病人看病；不是，那你可能就看错了，你要重新根据那些文字符号和图片继续辨认。

2. 你没有辨认出一个症状或体征，结果误诊或漏诊了。可是后来你听说这是某个病，这时你也要到观察室和病房去追踪观察，去看看病人身上有没有那个症状或体征，以及它们到底是个什么样子。

四、近视要戴眼镜

有些眼睛近视的青年女医生或女实习生，上班时不戴眼镜，一看病人就伸脖、探头、眯缝眼；实在看不见，才掏出眼镜戴上看一眼，然后马上摘下来放进衣袋里。这样就谈不上磨炼什么观察力了，连日常工作都会出事啊！

那她们为什么花钱配了眼镜却不戴呢？

据说是害怕有损自己年轻姑娘的真容。

可是你怎么就不害怕看不清或看不见而导致误诊、漏诊、出差错或操作失误呢？这会引发医疗纠纷哪！你可要知道，这在发生医疗纠纷时对你很不利！因为病家会一口咬定医疗事故就是因为你近视不戴眼镜看错了，或没看见造成的。

还是戴上眼镜吧！

总之，只要你按照以上四条去做，不久你就会有一双鹰的眼睛。

我在这本书里的很多病例和故事里，都讲到了我是怎么观察病人的症状和体征的，这是这本书的一大看点，可以帮助你们自我磨炼观察力，届时要认真看看。而且我还要写一本**"磨炼观察力的专著"**，将来你看了它，你的观察力会更高。

"学习方法"这一编到此就讲完了。你一定要重视这些方法。我知道你来学急诊，就是想在急诊领域"登堂入室"。可是你要知道，这些堂和室是有门的，门是上了锁的，不是谁想进谁就能进去的；然而，你如果掌握了这些学习方法，你就拿到了打开这些门的密钥。

第三编　工作方法

急诊工作非常庞杂，非常琐碎，做这个工作，首先必须得法；不得其法，你就做不好。此外，急诊工作还危机四伏和意外频发，你不得其法，不仅仅会"做不好"，还很可能会"做砸了"——弄得病人死亡，自己吃官司。

这一编，我要讲怎么运用第一编里的那些"基本理念"去指导自己的"工作"。

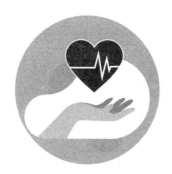

观察室是急诊医生的摇篮 ○

第十章　观察室工作法

学习急诊的工作方法，在阶梯教室里学不成，要在急诊的工作场所里学。那么，急诊有哪些工作场所呢？

第一节　急诊医生的摇篮

人们一般认为内科急诊有四个场所：急诊室、抢救室、观察室和ICU。可是急诊的本意是**"迅速的初步诊断和迅速的初步处置"**，所以严格说，ICU已非急诊。这样，我就只讲前面的"三室"。

那么在这"三室"之中，先讲哪室呢？

观察室。因为刚参加工作的急诊医生和进修生最先进入的工作场所是观察室；经过观察室的一段时间的值班锻炼之后，才能进入急诊室值班。所以我说，观察室是急诊医生的摇篮。

但是你不要以为你可以躺在这个"摇篮"里等人给你喂奶，给你唱摇篮曲，抚育你慢慢成长。

不，你要知道，观察室既是初学者的"摇篮"，还是一个与急症搏斗的、充满着刀光剑影和血雨腥风的"战场"！如果把急诊室比作"前沿阵地"，那么观察室就是它后面的"纵深阵地"。因为相当一部分急症病人，最终，他们的诊断得以搞清，痛苦得以解除，危局得以逆转，生命得以挽救，不是在急诊室，而是在观察室。

所以你到观察室里来，除了要从这里起步学习之外，你还有重要的责任要担当，还有特殊的工作要完成，而这一切要求你具有一些特殊的能力。

什么能力呢？

第二节　观察室医生的三大特殊能力

观察室里的病人有两类：

1. 诊断不明的"留观病人"，需要通过观察其病情变化来寻找诊断。

2. 诊断已明的"留治病人"，他们入观察室时虽然诊断已明，且已有治疗方案，但是由于急诊室的拥挤、嘈杂、紧迫，其诊断和治疗方案都比较粗糙，需要在观察室做进一步的观察，再根据病情的变化对既有的诊治做出修改。

这就要求一个观察室医生必须具有三大特殊能力：

1. 善于通过观察，发现病情的变化。

2. 善于根据病情的变化，对原来诊治的正误做出判断。

3. 善于根据这些判断，对原来的诊治做出修改。

第三节　抓住三个要点

怎么才能获得这些能力呢？

从观察室的日常工作中获得，也就是说，你必须把观察室的日常工作做好了；做好了，也就获得了。

怎么才能做好呢？

1. 抓住一个特点。

2. 抓住一条脉络。

3. 抓住一个人。

第四节　抓住一个特点

观察室查房的特点

1. 病人多　留观高峰时，待查病人可多达三四十人；而医生只有两个：上级医生和观察室医生。初学者会有"寡不敌众"之感。

2. 重病多　危重病人，再加上诊断不明的病人，甚至能占待查病人之强半。如果再遇到接连几个病人都是重病，甚至一个比一个重时，初学者会有"黑云压城城欲摧"之感。

3. 查得快　留观高峰时，平均每个病人不能超过 5 分钟。这种"蜻蜓点水式查房"和"旋风式查房"，常令初学者"目不暇接"。

4. 查得多　住院部查房一天一次，而观察室则一天三次，即早、中、夜三班每次接班都得查，常令初学者"不胜其烦""不堪其苦"。

5. 中断多 观察室查房常常会被迫中断。因为某一个正在观察的病人的病情突然恶化需要立即抢救，或者某一个新入观察室的病人病情危险一来就需要立即抢救，常令初学者"不堪其扰"。

急诊工作是"非常的诊疗工作"

凡此种种，一方面会使初学者很难适应这份工作，另一方面还会让初学者对它心生厌烦和恐惧，甚至使他们终生都不喜爱它。其实，我们不应该攀比病房医生。你要知道：

急诊是一种"非常的诊疗工作"。这些人不幸突然罹难，住院，一时又住不进去；回家，一时又回不了；只能暂时在此栖身，暂时由你救治。所以观察室里的一切，都大不同于病房。青年急诊医生应该尽快适应这里非常的工作条件，做好这份非常的工作，以尽早把滞留在这狭小、嘈杂空间里的这些非常的病人救出苦海。

观察室怎么查房？

做好查房的准备工作

由于观察室病人多，查房就得快。又由于观察室危重病人和诊断不明病人多，查房就还得好。

要想既快又好，那就必须在查房开始之前做好准备工作：

1. 早接班。要早到半个小时。这是做好查房准备的先决条件。因为只有这样，才能有充足的时间听取交班医生对重点病人的汇报，从而使你在查房开始前就心中有数；才能有充足的时间对重点病人做床头交接班；才能有时间预查重点病人。

请注意：很多观察室对重点病人不做床头交接班，这很不好！对此，请注意阅读下一节的〖故事19〗百口莫辩。

2. 整理观察病历。把观察病历按查房的先后顺序排列好。在整理时，顺便看看都是些什么病人。如果有时间，最好把所有病历都看一遍。

3. 备齐查房用品。

4. 提前做好辅助检查。时间充裕时，可先给病人测量血压和体温，并把结果记在病历上。

5. 预查重点病人。对重点病人自己先做一次预查。即询问现在的病情，做相应的查体，然后把情况记在病历上。

自学查房

查房有两个内容：一是诊疗，二是教学。

所谓"诊疗"，就是医生亲临病床，逐一了解病人现在的病情。诊断已明的，做出处置；诊断未明的，进一步检查；诊断和治疗需要调整或修改的，做出调整或修改。

所谓"教学"，就是在上述的诊疗过程中，上级医生向下级医生的讲授和下级医生向上级医生的学习。

"诊疗"的主角，是带领查房的上级医生。他问病人、查病人、看病历、改诊疗；而下级医生只是从旁协助他完成上述工作。

"教学"的主角，仍然是带领查房的上级医生。他应该有目的、有计划地结合所诊查的病人向下级医生传授一些知识和技能；而下级医生则主要是学习这些知识和技能。当然，一些好学的下级医生会不囿于上级医生的传授，而是或主动提问，或主动观摩。

以上这些"诊疗"和"教学"活动在住院部的查房中，是从容不迫和井然有序的，因为他们的待查病人少，查房的时间充裕。

但是在急诊观察室则不然：

这里待查病人多，以致"诊疗"常常会挤占"教学"的时间。于是急诊观察室的查房常常就只有"诊疗"，而无"教学"了。

于是很多初学急诊的人就认为参加观察室查房，就是给上级医生当"文秘"；既然学不着什么东西，那干脆就不学了。

这可不行！

查房是观察室的重要工作，你不会，将来怎么独立工作？

上级医生没时间教，我们就自学查房。其实查房也没什么神秘的，自学也能学会。

下面我就讲"自学查房"的学习内容。

查房三工作

1. 查变 检查病情是否发生了变化。

2. 判断 根据变化，判断原来的诊断和治疗是否正确、是否恰当。

3. 做修改 根据判断，对原来的诊治做出修改。

那么这三项工作哪个是首要的呢？

"查房"就是"查变"

"查变"是首要的。所以我常对年轻医生们说："查房"就是"查变"。

可是很多青年医生天天查房，却并不知道这个道理。

白求恩深谙查房之道，他虽然贵为欧美最著名的胸外科专家之一，但查房时却没有繁文缛节，他匆匆走到每一位年轻的八路军伤员的身边，俯下身"劈头一问"都是：

"我的孩子，你今天感觉好一点儿吗？"（加拿大　泰德·阿兰、塞德奈·戈登《手术刀就是武器——白求恩大夫的故事》）

这"劈头一问"，说明他今天一大早就匆匆来到伤员身边最急于知道的，是伤员伤情的"变化"。当然，由于这"劈头一问"总是以"我的孩子"开头而常使这些落难的英雄泪满襟，所以这又是白求恩查房时著名的**"慈父一问"**。

白求恩是这么查房的，那么他其他的诊疗活动还有什么特点呢？那就得看《手术刀就是武器——白求恩大夫的故事》（第二十章）这本书了。

怎么"查变"

1. 了解　即了解病人原来的病情和现在的病情，包括诊断和治疗，看看有什么变化。这需要看观察病历，询问值班医生、值班护士、病人和病人的陪伴者，简称**"一看四问"**。但是请你注意：**永远不要轻信值班医生和值班护士的话，尤其是他们报平安的话！**所以"四问"中，询问病人和病人的陪伴者最重要！

2. 查体　即"望触叩听嗅"。

3. 做辅助检查　即实验室检查和影像学检查。

"自学查房"的学习内容，就是以上这些。

好了，以上这些学习内容我都知道了，可是我怎么才能学到这些东西呢？你要知道，我的上级医生查房时忙得自顾不暇，根本顾不上我呀！

别急，下面我就讲。

看　想　干

不怕他顾不上你，只要他在你身边，只要他查房，你就能学到东西。

怎么学呢？

1. 看　看他怎么通过阅读观察病历，通过询问值班医生、值班护士、病人和病人的陪伴者，通过查体和辅助检查，查出病情变化（查变）；看他怎么根据病情变化，断定（判断）原来诊断和治疗的对错与否、适当与否；看他怎么根据判断，调整原来的诊断和治疗（做修改）。

2.想 想他为什么这样做。

3.干 自己做"望触叩听嗅"。

"自学查房"的学习方法，就这么简单。

"望触叩听嗅"非常重要！

"望触叩听嗅"是发现病情变化的重要手段，它比"一看四问"重要。因为通过"一看四问"所得知的变化，需要通过"望触叩听嗅"来印证；而那些通过"一看四问"未能得知的变化，有时通过"望触叩听嗅"可以得知。

"一天不唱口生，一天不练手生"

"望触叩听嗅"是医生的基本功，必须天天练。而你是急诊医生，你就更得天天练。因为急诊要求你必须能够"快诊"；而"快诊"则要求你的"望触叩听嗅"必须达到"炉火纯青"的超高级水平——只凭一望、一触、一叩、一听、一嗅，你就能发现异常、发现体征，甚至做出诊断。

在"天天练"上，我们应该学习"盖叫天"。

"盖叫天"是京剧著名武生演员，他扮演的武松出神入化，世称"活武松"。

他何能如此呢？

有一条，那就是天天练——练嗓子，练身手，练腿脚，还练眼神。为了练就犀利的目光，他还在家里养了一只苍鹰，以便观看和模仿它的一顾一盼。他有一个座右铭，叫作"一天不唱口生，一天不练手生"。

一个文娱界的人能"天天练"，那我们这些肩负着救死扶伤重任的急诊医生怎么样呢？

不怎么样！

别说"天天练"，很多急诊医生根本就不重视"望触叩听嗅"。听诊一般还做一做，其他四诊就很少做了。即使是听诊，也并不是非常主动和非常勤于去听，只是考虑到一个内科医生给人家看病不听听说不过去。

这些本来就懒于"望触叩听嗅"的青年急诊医生，在跟着上级医生查房时，就更懒于"望触叩听嗅"了——他不是已经"望触叩听嗅"了吗，那我就不必了。于是上级医生在前边干，我在旁边看，无形之中失去了很多实练的机会。

见缝插针

不能这样，我们既要协助上级医生诊治，还要找机会学东西。这就要"见缝插针"，即你的某项工作应该在上级医生从事另一项工作时进行。具体地说：

1.上级医生一开始是看观察病历，然后才查病人。由于你在查房之前已经把病历看过一遍了，此时你就应该趁他看病历的时候给病人查体。

请注意：查房是练习"望触叩听嗅"的重要机会。

2.上级医生看过病历后就要问诊，所以你在查体的同时还要注意听上级医生与病家的问答。这叫一心多用。

请注意：有的初学者不注意听上级医生与病家的问答，只等着上级医生下医嘱，然后抄抄写写。其实，问诊是很重要的能力，会问的，一问即知；不会问的，问半天也问不出来。**张孝骞**（协和医院内科专家）有言：有时仅凭问诊就能得出正确的诊断。所以你要学会问诊。而查房正是学习问诊的重要机会。

3.上级医生问诊结束之后就要查体，因此你的查体到此就得结束，不要妨碍他查体。在他查体的时候，你要把病人的病情和查体结果记在观察病历上。

请注意：不要等查房完全结束时再记，那样容易忘记。为此，一个急诊医生要做到两件事：

（1）养成**"一切工作床旁完"**的习惯。你到病人身边来这一次，就尽量把那些只有在病人身边才能完成的所有工作都做完，免得你一次又一次地往病人身边跑。

（2）学会**"不用桌椅站着写"**的技能。你到病人身边来这一次，就尽量把需要记录的东西都在病人身边记下来，这就需要你有"不用桌椅站着写"的技能。

"不用桌椅站着写"是急诊医生的一个基本功。我在前面讲过，急诊是一种"非常的诊疗工作"。其"非常"在于：急诊工作和其他医疗工作一样，需要你随时记录下你所做的**工作**，但是在急诊现场，尤其在灾难急救的现场，却常常没有"桌椅伺候"。

4.查体之后，上级医生就要下医嘱了。一般来说都是他把医嘱写在医嘱本上，你就要在一旁把他的医嘱抄在处方笺上。要做到"边写边抄，写完抄完"，即他写完，你就得抄完。

请注意：一个急诊医生应该是一个"好写手"。

我们医生从事的工作有一个重要特点，那就是**"既要做工作，又要记工作"**，也就是说，你做了应做的工作还不行，还必须把你做过的工作及时地、准确地记录在制式的医疗文件之中，以备查考。

而急诊是一种"快速的"诊疗工作，这种记录也必须快捷，所以急诊医生就必须能够"快速地书写"。

请注意：只快不行，还要写得能让别的医生容易辨认。

现在的急诊病历和观察病历，被我们写成谁也认不得的"医疗天书"，这种现象非常普遍。可怜那些优秀的急诊医生，经过"快接、快诊和快处置"为病人所赢得的那一点点宝贵的时间，一遇上同事之中这些"狂草圣手"们写下的病历，就全都化为乌有了，因为辨认这些天书很费时间。所以我说急诊医生写字，**"不求好和帅，但求清和快"**（清楚和快速）。

5. 抄完上级医生的医嘱之后，你就得马上去给第二个病人查体，在查体时你还得注意听上级医生与病人的问答，等等，这样周而复始，重复几十个轮回，直到查房结束。

以上五条就是"见缝插针"。

观察室查房是快速的查房、紧张的查房、长时的查房（有时一口气要查三四个小时），需要强健的体魄，这本来就不是每个医生都能干得了的。可是现在还得在查房中学习，而且为了学习还得"见缝插针"，于是很多初学者就不给你"插"了。

其实"见缝插针"这一段，是写给那些好学者的，因为只有好学者，才能采用这种特殊的工作方法和学习方法。

此外，在观察室查房还有两点需要注意：

1. 查房记录有时在病人床旁记不完，查房结束之后，应该趁着记忆犹新赶快补记。

2. 病历要记得简明扼要。但是病情变化，上级医生的诊断、医嘱和所讲的注意事项一定要记下来。

自己查房

以上说的是晨间查房。而中班和夜班接班后的查房，一般上级医生不参加，要由观察室医生自己查。

这可是一个锻炼独立查房能力的好机会呀！

可是有些不好学的人不珍惜这个机会，没有上级医生在侧，就不好好查房，甚至接班后干脆不查，就在值班室里坐着。

我在前面强调了"查变"是观察室医生的首要工作，不知有变，何论其他？你就这么坐着，那你怎么能知道病人的病情变化呢？这一屋子一屋子的急症病人，你不知道他们的病情变化，你就这么坐着你安心吗？

可是他们总有话说："如果病情变化了，病人的陪伴者会来告诉我。"

可是病情的变化，并不是病人的陪伴者都能及时察觉得到的，等到他们察觉了，病情已经不可收拾了！而如果是早晨留观的病人，甚至是头天夜里留观的病人，到了下午和晚上，病情哪有不变化的？

早在七十多年前，白求恩在鼓励他手下的中国医生们要不断进步时曾经说过："倘使别的大夫每天去看他们的伤病员一次，或者隔一天一次，你（就）每天去看他们两三次。"显然一天只查一次房，或者隔一天查一次，甚至多日不查房，在我们中国医务界由来已久！

不过你要知道，白求恩这话是在一个隆重的庆典大会上讲演时说的，当时有很多八路军的首长和晋察冀边区政府的官员在场，所以他说得心平气和、循循善诱；可是你要知道，如果在他的病房里，有谁敢"一天只查一次"或"隔一天查一次"而耽误了他的"孩子们"的伤情病情，让他发现了，他可会暴跳如雷呀！

白求恩"嫉"庸医和懒医"如仇"的脾气，你们看看《手术刀就是武器——白求恩大夫的故事》那本书就知道了。

所以不查房不行，只查一次也不行，观察室要随时查！

此外，查房一般是按床号顺序查，但如有危重和诊断不明者，就要先查危重和诊断不明的。此谓：

"重病先查"原则；

"不明先查"原则。

第五节　抓住一条脉络

刚才我是从查房这个角度讲观察室的工作要点，现在换一个角度，沿着病人"进入观察室→观察和治疗→离开观察室"这样一条脉络来讲。

循着这条脉络，观察室的工作可以概括成四句话：

入观三件事，

观察三注意，

治疗四件事，

离观四原则。

入观三件事

一、接人

就是迎接被送进观察室的病人。

病人一入观，观察室医生应该马上从值班室出来接病人、接病历。然后要问明诊断。如果正在输着液体，还要问明是什么药物。比较危重的病人，急诊室医生都会护送，他们有时会有注意事项告诉你，这对你后面的观察很有帮助，所以你要听清楚。如果他们没有告诉你，你要主动问。因为有时他们一忙，会忘记告诉你；或者他们并不忙，但怕对你"说三道四"伤及你的自尊，会有意不告诉你。

二、评估

就是评估病人的现状。这件事我要多说一点。

就像病人一进入急诊室，就应该立即开始评估病人（第四章第三节）一样，在从急诊室医生手里接病人时，也应该立即开始评估病人。因为有时急诊室医生会把一个非常严重的，甚至需要立即抢救的病人给你送来。

唉，不是要在急诊室就地抢救，等病情稳定了才能往观察室送吗？

话是那么说，但有的急诊室医生懒得在急诊室抢救，他就不抢救就给你送来，甚至让病人自己走来、自己上来，让你抢救（本节【病例11】）。你懒在值班室里迟迟不出来接病人和评估病人，出了事，那就是你的责任！因为他可以说他刚送来时，病情并不严重。

你要知道：医院这一亩三分地，可不是什么净土，这里什么样的医生都有。你刚参加工作，初来乍到的，他就欺负你。

所以你一接病人，就应该马上评估病人。评估的重点是：

是死是活？

循环如何？

呼吸如何？

意识如何？

看到第一个重点，有人就会问："难道急诊室医生会把死人给我送来吗？"

我在第一章第二节里讲过"易恶化"是急症的四大特点之一。病情恶化的最严重形式，是呼吸心跳骤停；而呼吸心跳骤停，随时可能发生，当然就可能发生于从急诊室到观察室的途中。如果此时护送病人的急诊室医生没有发现；或者他发现了，但是不愿意在途中抢救，给你来个"猫盖屎"（猫在不该的地方排了大便，怕主人惩罚，会用土把大便掩盖）：那他不就把一个死人给你送来了吗？

而此时你却在值班室里懒坐着不出来，等你懒够了终于来到病人身边时，发现他是死的，对不起，那就是死在你手里了！就是因为你迟迟不看他，他才死的！至于呼吸心跳骤停发生于从病人进入观察室到你来到病人床前这段时间，那就全是你的责任了，你吃不了兜着走吧！

急诊与平诊不同：

在平诊，参与某个病人诊治的只有一个医生，他把自己管好就行了；而在急诊，一个病人常常会先后有好几个医生参与其事，他们有的会很不负责，有的医术很低，这些人就会给他们下游的医生惹祸！

出了事，如果上边儿要追究责任，那就要看是哪个医生的责任了。如果死了，那就要看是死在谁手里了。

"有生之初，人各自私也，人各自利也。"（黄宗羲《原君》）你别看平时你们关系都不错，可是到了追究责任时，大家就都会先洗清自己，于是就把你给亮在责任的祭坛之上了。

在医院里，这是非常残酷的时刻！

说到这，我想起了一件往事：

📖 故事19　百口莫辩

那还是我毕业实习时的事。我在儿科病房实习，带我的是一个毕业才一两年的女医生，那时也就二十几岁，可是我那时已经三十六岁而且已经有十年的临床经验了。虽则如此，我还是尊她为师，恭恭敬敬地向这位小老师学习。

那天早晨我照例提前到达医生办公室，披挂齐全准备跟小老师去查房。可是她还没到。夜班是个四五十岁的女大夫，正在匆匆地收拾东西准备下班，急着要走，交班本早已写好放在桌子上了。

这可真是一对儿：一个是"到点儿才来"，一个是"下班儿就走"，都是"上班族"。

有顷，小老师到。夜班女大夫一见，忙把交班本往小老师面前一推说："都没事儿，'小猫儿'也没事儿。"

夜班女大夫一边报平安，一边摘白帽子、脱白大衣、拿皮包，然后"一溜烟儿"地走了。

夜班女大夫所谓的"小猫儿"，是一个早产儿，小得像一只刚刚出生的小猫儿，整天闭着眼静静地躺在温箱里，已经多日，很受大家怜爱，因而得名。

小老师接班儿之后并不马上查房，而是吃早点；吃过早点，又收拾办公桌；收拾完，又抠索抠索这儿，摸索摸索那儿……我看查房遥遥无期，就自己进病房先看看去了。

我遵循"重病先查"原则，先来到隔壁看"小猫儿"。

这一看可不好！只见"小猫儿"已经皮肤青灰，气息奄奄了！

赶快找小老师，可是她不在办公室；马上找主治医生。主治医生来了，小老师也来了。主治医生一看，马上抢救，同时问我的小老师：

"什么时候发现的？"

"刚。"

"查房时有事儿吗？"

我听主治医生这么一问，马上把脸扭向一边，不看带我的小老师。

小老师到底年轻，不会说谎，只好如实招来：

"还没查哪。"

"都什么时候了，还没查？！"主治医生厉声质问。

最后抢救失败。

接下来就是科内的责任追究：

夜班女医生混迹医院多年，对付这种事很有两下子：

把交班记录本往主任面前一推——交班时一切正常，白纸黑字。

其实大家都明白，怎么会"一切正常"呢？

但是我的小老师接班时没看患儿，谁又能够证明当时患儿不正常呢？

"怎么不床头儿交班儿？"主任问。

"挺好的，没嘛事儿，就没床头儿交。"夜班女医生坦然回答。

真所谓"一推六二五"——责任都推给我的小老师了。可怜小老师"百口莫辩"，只好掩面而泣。

可是哭也没用，"莫斯科不相信眼泪"！然后就是科主任连珠炮般的责问：

"谁叫你不床头接班儿的？"

"谁叫你接班儿不看病人的？"

"谁叫你接班儿不快查房的？"

这件事过去四十年了，小老师在查房时对我的那寥寥无几的带教我都忘了，唯独这件事记忆犹新。小老师那天的那一掬泪水和一腔冤屈，给了我三个终身的教训：

1. 要警惕 即医院里什么样的医生都有。

2. 不轻信 即我已在前面第四节说过的"**永远不要轻信值班医生和值班护士的话，尤其是他们报平安的话**"。

3. 不拖拉 即我将在下一章第六节里要讲的"**该干的，马上干**"。

好了，我们书归正传。

病人一进观察室，你就应该立即开始评估：

如果送来的是个死人，你要马上当面告诉急诊室医生和病人的陪伴者；已经病危的，立即向陪伴者通知病危；需要抢救的，立即开始抢救；需要治疗的，立即开始治疗。

对刚入观的病人不到床边评估，说到底还是对急症的"危险性"和"易恶化性"，以及"急症病人是最危险的病人"（第一章第二节），没有深切的了解。

急诊工作是高意外的医疗工作！什么意想不到的坏事，都可能在急症病人身上发生，也都可能让你碰上，而且还会让你"吃不了兜着走"！

三、核实

所谓"核实"，就是核实急诊室医生的诊断。急诊室工作繁忙、紧张，急诊室医生的诊断就难免有错。所以对每一个留观病人，不管急诊室医生的诊断多么"明确"，证据多么"确凿"，都要核实。这个工作绝不可以省略！在这里我提倡马克思的"**怀疑一切**"的精神。

由于观察室医生的时间比急诊室医生充裕，所以核实工作应尽可能详尽，不可草率。核实诊断的具体要求是：

不明者，明确之。

误诊者，纠正之。

漏诊者，补充之。

核实诊断是观察工作的重要环节，因为：

首先，诊断决定治疗，治疗决定预后。诊断一错，一切全错。

其次，病人入观时，大多都有诊断。对这些已有诊断的，观察室医生很容易顺水推舟，按照急诊室医生的思路治疗下去，及至发现有误、有漏时，再纠正、再弥补，为时已晚。

所以，要想提高观察室的工作质量，首先得从核实诊断入手。

核实诊断不要顾虑是否会让急诊室医生丢面子。是有点儿丢面子，但发现和弥补一次他的误诊或漏诊，对他还是一个莫大的帮助呢。

下边举三个例子：

📑 **病例 5　不明者，明确之**

观察室。夜班。接班查房时，见到一位老先生躺在床上，面色苍白，精神萎靡。病历上的诊断是"发热待查"和"贫血"。现病史是厌食、乏力半个月，发热 1 天。化验检查：Hb 80 g/L。贫血的诊断还算明确，但贫血的原因不明；确有发热，但发热的原因也不明。

"不明者，明确之"。

我于是从头到脚地全面查体：发现肝下缘达肋弓下三横指，质硬，凹凸不平。马上安排病人次日早晨做腹部 B 超。

我可不是"下班儿就走"的"上班族"，早晨下班我没走，等着看结果。结果是：肝上有一个 7 cm×6 cm 的增强光团，内含液性暗区，拟诊肝癌。

这么大的肝脏如果急诊医生做了触诊，不会摸不到。很可能是病人太多，时间太紧，没摸。

从道理上讲，每个病人都应该做全面的查体，但是急诊室医生做不到，他们只能是重点查体。

可是如果观察室医生也这样做，那就不对了。你有充裕的时间，你的体检就应该全面、仔细；尤其是诊断不明的，要更全面、更仔细。

但是有些观察室医生太懒，懒得核实诊断。他们自以为省事，但早晚得出事！

病例6 误诊者，纠正之

急诊室。中班。上班前我提前一小时到院，以便到观察室去做我的"旁观观察"（第七章第十二节）。我非常喜欢这种学习方法，因这种学习你不必担任何风险，就能学到东西。

我发现一个老头儿坐在床旁的一张凳子上，正在吸氧。老人双眼紧闭，面色青灰，呼吸困难。我问病人家属：

"什么病？"

"心衰"。

"什么时候来的？"

"一早儿就来了。"

"见好吗？"

"不见好。"

一个心衰的病人从早晨留观到午后，还不见好，必有原因。其次，这个人呼吸困难的"样子"，不太像心衰的"样子"，倒像是呼吸系统疾病的"样子"。

请注意：每一种急症都有它的"样子"。要学会通过"看样子"来做诊断和做鉴别诊断。当然，有些急症的"样子"很特殊，你可"一望而知"；但是有些急症的"样子"之间相差不多，这你就得明察秋毫了。心衰的呼吸困难与呼吸系统疾病的呼吸困难差别之微小，就如同"秋毫"，你就得明察。

怎么明察？

没有窍门，只有勤于和仔细观察每种急症的"样子"，久之，就能进入佳境。

好了，我们再回到这个心衰病例上。

我对心衰发生了疑问，于是马上到观察值班室去看病历。

诊断是"急性左心衰竭"（请注意：看急诊病历要先看诊断）；主诉是呼吸困难两天；体检是两肺底湿啰音，心脏未闻杂音，血压正常，心电图正常。

虽然呼吸困难和湿啰音支持左心衰竭的诊断，但是左心衰竭的原因是什么呢？

急性左心衰竭不是从天而降，它必有某种背景性疾病，比如心脏瓣膜病、急性心肌梗死和高血压病。可是体检结果不支持这些病，显然引起急性左心衰竭的原因不明。

原因不明，可能是你尚未找到原因，但也可能诊断本身就不对。也就是说，这个病人根本就不是"急性左心衰竭"，所以需要核实诊断。

核实诊断的方法有二：

1. 重新问诊。

2. 重新查体。

我于是马上回到观察室给病人查体。结果发现右肺没有呼吸音。立即叩诊，右胸呈鼓音。

这是气胸啊！

我马上跑到值班室去通知观察室医生。可是此君在办公桌后面正闲坐着看着窗外愣神儿呢，听了我的通知，还将信将疑。后来拍了胸片，证实是右侧气胸。立即行胸腔闭式引流，呼吸困难马上缓解。

这个病例对年轻医生有两个提示：

第一个，要认真核实急诊室医生所做的初步诊断。

第二个，是一个诊断的逻辑推理。关于这个逻辑推理，我多讲一点：

我在第八章第二节里强调过：诊断首先是一个形象思维过程。但是我并没有说过诊断不需要逻辑思维。这个病例我用了形象思维之后，就用了逻辑思维：

左心衰竭不是一个孤立的疾病，它必有其背景性疾病和病因。这样，如果有人下了左心衰竭这个诊断，你却找不到左心衰竭的这些背景性疾病和病因，那么左心衰竭这个诊断你就得推敲。

有人会说，这个病人留观时可能确实是个左心衰竭，气胸是观察过程中发生的。

有这个可能，因为病人在观察室里已经六七个小时了。但是后来我对这个病人做了长达一个月的"追踪观察"（第七章第十节）：这个病人后来住进病房，做了全面检查，仍未发现引起左心衰竭的背景性疾病；而且引流管拔除之后病人情况一直很好，迄未发生左心衰竭。所以这个病人的左心衰竭误诊和右气胸漏诊均确定无疑。

现在我们再看看，既然这个病人身上有这么明显的气胸体征，急诊室医生为什么还会误诊呢？

查体的技术不好呗。病人以呼吸困难就诊，医生不会不做胸部听诊，问题是能不能听出来。

年轻医生在做胸部听诊时，往往只注意有无啰音，而忽略呼吸音的高低和有无。这个病人肺里有啰音（请注意：在气胸病人患侧胸背部可以听到啰音），加上病人心率又快，又有急性左心衰竭的主要症状——呼吸困难，于是就做出了这个错误诊断。

📋 病例7 **漏诊者，补充之**

观察室。早班。急诊室医生进来交给我一份病历，说病人已经进观察室了。我看了病历，诊断是：右心衰竭，心房颤动，腹腔积液，肺部感染。

这位急诊室医生是一个比较有经验的主治医师，工作态度也很认真，他下的诊断可信性比较高。

请注意：你要对你的同事们的医术和人品有所了解。我在前面讲了，在我们急诊科，一个病人的诊治会有几个医生先后参与。你的工作会受到他们的影响，尤其是你的"上游医生"。

诊断有这么多，就说明这个医生检查得仔细。而且这些诊断，彼此之间也都有因果关系，看不出什么破绽。

但是尽管如此，我还是要核实诊断，因为我在观察室抱定了马克思的座右铭——怀疑一切。

我来到病人床前。

俗话说"百闻不如一见"，请大家一定记住这句话。

真是如此，病历写得再详细、再具体，也不如你到床边去看病人一眼。这一看，我就发现了这位医生漏掉了一个重要的背景性疾病，他所罗列的那一大堆疾病，"其源盖出于此"。

这是个七十多岁的老先生，非常消瘦，穿着一件二十年前流行的浅灰色的中山装。衣服挺干净，显然是为了来看病现换上的。四个口袋的纽扣和领口的纽扣都系着。由此，我判断老先生以前是个循规蹈矩的职员。

几个中年男女围在床旁，可能是老人的子女。他们着装杂乱粗俗，看来文化水平都很低，收入也不高。

只见老先生以一种在常人看来是非常不舒适、非常别扭的姿势侧卧在床上。可是他却似乎一点儿也感觉不到这样不舒适，就这样静静地、一动不动地躺着。

说他一动不动，是说他的躯干和四肢一动不动，他的表情肌一动不动。可是一看他的嘴却发现，他的口唇紧紧地收缩成一个小圆圈，一个通红的小舌尖儿从这个小圆圈里伸出来，像蛇信子一样一刻不停地、快速地一伸一缩。

这是帕金森病啊！

这个病人已经不能说出一句能让人听清楚的话了。他叙述不了病史。他的家属文化水平很低，病史也是"说不清，道不明"。不过在我的再三追问之下，他们终于回忆起来：二十年前一家大医院的神经科医生曾经给老先生诊断为"什么森"。

病人家属说：病人"不能动弹"快十年了，近一年吞咽和排大便也都十分困难。一餐流食都要吃一个小时，一次软便也要拉一个小时。

急诊室医生在把病人送到观察室时，常常会在病历上给你罗列出好几种疾病。像这个病人，又是右心衰竭，又是心房颤动，又是腹腔积液，又是肺部感染。面对这种情况，请注意：

第一别厌烦。急诊室医生的诊断越多越好，我希望他能把他自己的所见、所想、所认为的，都写给我，他提供的信息"多多益善"。

第二别满足。面对这么多诊断，你应该问问"仅此而已了吗？"

任何一个医生的临床经验都有其薄弱之处，甚至还会有不少缺陷。因此漏诊，尤其是少见病的漏诊是随时可能发生的。但是经过一个，乃至下几班观察室医生的细心观察，终究会以众人之所长，弥补某人之所短，而使诊断更臻完善。

我承认，这种"补充"有时是锦上添花，补与不补并无多大差别。可是我的这次"补充"可不是锦上添花，我的这一补，对这位老先生十分必要：

帕金森病今天已经不是不治之症。这位老先生是二十多年前发现的此病，那时还没有美多芭这个特效药。老先生家境不好，自己和儿女文化水平都很低，所以他很可能至今不知道，因而至今也从未用过美多芭。如果他从未用过此药，那他的强直和震颤的缓解就大有希望！

同学们，我们是急诊医生，病人没有急病和重病是不会来找我们的。为了解除病人的痛苦，我们应该做到以下两条：

1. 要丰富自己的诊断知识，要磨炼自己的观察能力，以求看见了病人就能看出是什么病。"帕金森病"三主征是：震颤、强直、运动少。这个病人以那样一种极不舒适的姿势一动不动地侧卧着，就是"强直"和"运动少"，而舌尖儿一刻不停地伸缩着，就是"震颤"。

2. 要迈开你的双脚到病人的床边去看、去问、去检、去查。医学是床边的学问，急诊医学更是床边的学问。你坐在观察值班室里休息，甚至"蛰伏不出"，那可不行！

在核实诊断时，"明确之""纠正之""补充之"，都是为了使我们的诊断从急诊室的嘈杂和慌乱之中走出来，在观察室的宁静和秩序之中再做一番推敲而尽善尽美。此善此美对病人是一大幸事，对急诊室医生是一大帮助，对我们观察室医生则是一次"诊断演习"。

这真是"三花"并蒂于我们的辛劳之株，我们何乐而不为呢？

观察三注意

核实过诊断，就要开始观察了。请注意：观察可是你的本职！

怎么观察呢？

要注意以下三点：

一、观察——一观两查

诊断是医事第一要务，对于观察室医生则尤其如此。因为急诊室医生送到观察室来的病人，会有相当一部分，病历上写着"某症原因待查"或者"某病"之后加问号；而且尽管观察室医生重新问了诊、查了体，诊断仍然不明。

怎么办？其实，这才是观察室工作的重点和难点。请看：

> 📖 **病例8** *反复观察*
>
> 观察室。夜班。接班时，中班大夫告诉我有个腹痛待查的病人已经来了半天了，疼痛还不缓解。
>
> 看病历：男性，34岁，间断上腹痛数年。上腹痛伴呕吐1天，未排便排气1天。实验室检查：WBC 12.3×10^9/L。心电图未见异常。入观后多次呕吐。

看病人（形象思维）：表情痛苦，但尚安静。血压 150/90 mmHg。上腹及右上腹压痛（＋），无肌紧张和反跳痛，肠鸣音减少。

我做了分析（逻辑思维）：这个病人腹痛、呕吐 1 天，留观 8 小时仍不缓解，应该高度注意，诊断应尽快明确。

病人到底为什么腹痛呢？

病人有过数年间断发作的上腹疼痛史，自认为是胃炎，那么这次是不是胃炎呢？

我马上追问现病史，因为我意识到我又犯了那个"只顾眼前，忽略经过"的老毛病（第三章第十二节）。

追问现病史得知：病人这次腹疼不是 1 天，而是 3 天了。到本院就诊之前已在两家医院诊治过，肌注过阿托品和山莨菪碱，疼痛不缓解。显然这次腹痛不能以胃炎作解释。

于是我加强了对这个病人的观察。观察重点放在腹痛的程度、腹部触诊和听诊上。而且反复观察。

这是一个有忍耐力的人，不叫喊，也不呻吟，但是眉头紧锁，表情痛苦，额部冷汗，说明腹痛剧烈。慢慢腹部触痛开始集中于上腹部，肠鸣音也开始完全消失了。这时我开始想到胰腺炎。立即验了血淀粉酶和尿淀粉酶。次日凌晨尿淀粉酶回报：58.1 U（正常值 10~60 U）。高度怀疑急性胰腺炎。次日上午做腹部 B 超显示：慢性胆囊炎，可疑胆囊息肉。这时血淀粉酶回报：87.8 U（正常值 16~65 U）。急请外科会诊，以急性胰腺炎收留住院。

是不是急性胰腺炎呢？

病人虽然走了，但是我对其诊断仍然极感兴趣，必欲知之而后快。于是我跑到外科病房开始了对这个病人长达几个星期的**"追踪观察"**（第七章第十节）。一开始是一天一次，以后是几天一次：

一开始外科只做保守治疗，3 天无效，才开腹探查。看了手术记录：胆囊及胆总管无结石。切开胃结肠韧带，发现胰腺水肿，部分坏死。最后病理诊断为：

出血坏死型胰腺炎；

急性胆囊炎。

一个月后病人痊愈出院。

这个病例给了我们什么提示呢？

那就是要及时知道病情的新变化。所以我把它概括为一句话：

观察观察，一观两查。

"一观"，就是观察病情的变化；

"两查"，就是查体和辅助检查。

二、观察——一勤二亲

怎么观察呢？

一要"勤"，就是勤观，勤讯问，勤查体，勤辅助检查。

二要"亲"，就是亲眼观看，亲口讯问，亲手查体。

我在这方面是有过教训的，请看：

📖 病例9 亲眼观察

观察室。夜班。五月初。半夜时，急诊室医生到观察室交给我一份病历，说是痢疾，病人一会儿就上来（急诊室在楼下）。我马上看了病历：

男，33岁，腹痛、腹泻1天，血压90/60 mmHg，大便镜检显示大量红细胞和白细胞。治疗：山莨菪碱10 mg肌内注射，10%葡萄糖注射液1000 ml静脉滴注，内加氨基糖苷类抗生素。

少顷，我听见有人上楼来了，就马上出值班室接病人。只见一男一女架着病人朝护士站走来。病人双手捂着肚子，弯着腰，一到护士站就蹲在地上了。我走过去一看，只见他面色苍白，龇牙咧嘴，表情痛苦。

病人到观察室后，我马上核实急诊室医生的诊断。查体：血压90/60 mmHg，虽低，但还在正常范围之内；脐周有压痛，但无肌紧张和反跳痛；诊断看不出什么破绽，我就让护士按急诊室医生的医嘱给病人治疗了。

一个多小时后，我去观察病人。只见病人仍然面色苍白，龇牙咧嘴地说肚子疼。

这引起了我的怀疑：病人腹痛如此剧烈，面色又这么苍白，现在还没到痢疾的高发季节，而且病人也并无发热。

我问病人入观后又腹泻过没有。病人的妻子说，半小时前拉过一次稀便，红色的，大约1000 ml。

这更引起了我的怀疑：痢疾的大便量少，他怎么一次就排了这么多呢？

我问："大便呢？"

她说："刚倒了。"

我后悔一开始没嘱咐他们留便。

再次查体：血压 90/45 mmHg，舒张压明显下降，脐右上有压痛，且有反跳痛，但无肌紧张。

是痢疾吗？

思之再三。不过看上去还不像急腹症，就肌注了 0.5 mg 阿托品，加快输液速度。但疼痛仍不缓解，血压仍然下降，滴速一慢，血压就降，最低到过 45/30 mmHg。只好持续快滴，一夜共入液体 4000 ml。其间请二级值班医生看过，也没看出什么，只有继续输液。

我一直等着病人排便，可是病人却一夜未排。这更引起我对痢疾的怀疑，痢疾应是频繁的里急后重。我也更加自责为什么一开始不嘱咐病人留便。

第二天早晨 7 点钟，我见病人在一男一女的搀扶下向厕所走去，知道病人要排便，马上告诉他留便，并要求他把大小便分开留。

少顷，到厕所去看，见大便完全是暗红色的鲜血，约 800 ml，小便则是颜色很深的洗肉水样。

这不是痢疾！

这是消化和泌尿两个系统同时出血！

联系病人的剧烈腹痛，我这才"想起"过敏性紫癜。

我马上问病人最近身上出过皮疹没有。

病人说两周之前双下肢出过皮疹，工厂保健站给了激素口服，已经好了。我让病人把裤子脱了。一看，两条腿上还残留着一些点状的色素沉着。"过敏性紫癜"的诊断很明确了。

奇怪的是，病人排了这次便，腹痛明显减轻了，不久血压升到了 105/60 mmHg，歪扭了一夜的五官也"各就各位"了，原来还是一位五官很清秀的青年。

稍后把病人收入了内科病房。

病人虽然走了，但我对其诊断仍然极感兴趣：我的诊断到底对不对？

内科病房还会查出什么其他疾病？必欲知之而后快。

于是我就跑到内科病房做了长达一周的"追踪观察"（第七章第十节）。一开始是一天一次，以后是几天一次。结果是：

病人入院后迄未便血、尿血，也未再腹痛过。血常规：Hb 120 g/L，血小板计数正常。流行性出血热抗原阴性。入院后静脉输注了几天酚磺乙胺，就痊愈出院了。

急诊室医生的"痢疾"诊断，是误诊了。他太忙了，有情可原。

但是病人入观之后，直到次日早晨，我这个观察室医生才发现误诊，这就应该做一番自我检讨了：

首先是"核实诊断"做得不好。没有详细询问病史，没有做全面查体。其后虽然勤于巡视病人，但是没有嘱咐病人留便，因此未能亲眼见到入观后的第一次大便和小便，这是迟迟未能发现误诊的主要原因。

我记取了这次教训，从那以后，我要求所有留观病人都保留尿、大便、痰和呕吐物，并拿给我看；而且尿与大便必须分开。

三、观察——怀疑一切

对诊断已经"明确"的病人，或者对自己做的诊断，还要不要勤于观察呢？

都要。请看：

📋 病例10 吾日三省吾"诊"

急诊室。早班。门被推开，一个中年妇女扶进一个中年男子。

"诊断始于望诊"！（第十二章第二节）

我马上向中年男子投去一瞥，开始了我的"初步观察"，发现此人很瘦，且气色不好。于是我得出了我的"初步判断"——病人有慢性病。

病人跌跌撞撞地来到诊桌前，一坐下来就伏在了桌子上。他头也不抬，上气不接下气地跟我说：

"我喘，给我点儿止喘的！"

我让病人抬头，只见他大口地喘着气。我听了他的两肺，除了呼吸急促、呼吸音粗糙之外没有异常。心脏除了心率快以外，没听到异常。唯有血压偏低。

见病人这么瘦，就问病人以前有什么慢性病。

请大家一定记住这句话：**"诊断不明问病史，既往史里有诊断"**（第三章第十二节）。既往史往往是打开诊断之锁的钥匙，因为很多急症其实就是既往病的复发、恶化或并发症。

他说有糖尿病。

至此，我们应该"想到"什么呢？

我在第三章里指出：在急诊的诊断思维中，"想到"最重要，请大家一定注意。

一个糖尿病病人大口大口地喘气，而肺部听诊又无异常，应该首先想到酮症酸中毒。

由于病人血压偏低，已经处于濒休克状态（实战篇第四章第三节），故立即在急诊室里开始快速静滴生理盐水。同时开始糖尿病酮症酸中毒的化验检查。请注意：这叫**"边治边检"**，是急诊常用的一种检查策略，其目的是不因检查而延误处置。

少顷，化验结果回报：尿糖（+++），尿酮体（+++），血糖 22 mmol/L，血气分析 pH 6.9。

糖尿病酮症酸中毒诊断无疑。马上在生理盐水中加入胰岛素，并给碳酸氢钠静脉注射纠正酸中毒。

一般看来，诊断到此已经完整了，可是我还有疑问：

病人为什么会发生酮症酸中毒呢？

这个问题应该搞清。这不是画蛇添足，不搞清楚，我就会再犯那个**"只顾病变，忽略病因"**（第三章第十二节）的毛病了。

那么，这个病人到底为什么会出现酮症酸中毒呢？

会不会是病人突然停用了降糖药引起的？

我意识到我已经犯了那个**"只顾眼前，忽略经过"**（第三章第十二节）的毛病了。于是马上询问这次的发病经过。得知：降糖药一直没停。昨天晚上开始呕吐。至于呕吐物是什么样的，我没有问，因为我想，恶心、呕吐就是酮症酸中毒固有的症状，吐什么不重要。

看来酮症酸中毒不是由于停用降糖药引起的。那到底是什么引起的呢？还是不明。怎么办？

那就再查体。

请注意：一次查体，容易有遗漏；尤其是在嘈杂、混乱的急诊室查体，更容易遗漏，所以在第一批处置已经给予之后，要再查，甚至三查，往往会有所斩获。

再查体发现：病人胸部有一个鸡蛋大小的疖子。于是我只好把酸中毒的原因归咎于这个疖子，因为感染是糖尿病酮症酸中毒的一个诱因。我就这样把病人送进了观察室。

一般来说，病人进了观察室，那就没有急诊室医生的事儿了。可我不然，**我对我的诊断永不放心**，曾子是吾日三省吾身，我是**吾日三省吾"诊"**。

糖尿病酮症酸中毒是这个疖子引起的，这个判断，我自己也觉得有点儿牵强附会，一个疖子就能引起酮症酸中毒吗？

于是在病人留观两个小时后，我趁中午吃饭的时间跑到观察室去做"追踪观察"。

我在第七章第十节里提出了一个重要的学习方法，那就是"追踪观察"。我不仅向青年医生倡导"追踪观察"，也躬行"追踪观察"，而且直到今天，我已经白发苍苍，还在不知疲倦地"追踪"着。

一进观察室，我就看见病人床边的地上放着一个痰桶，我马上就想到病人入观后仍在呕吐，于是上前往桶里看。这一看，竟然看见里面有半桶咖啡色的液体！

"这是什么？"我问。

"吐的。"他回答。

我马上想起他在急诊室里曾经说过他昨天晚上呕吐过，而且当时我没有问他吐的是什么东西，于是就问他：

"昨天晚上吐的也是这种色儿吗？"

"天黑没看见。"他回答。

不一会儿病人的妻子来了。我一问才知道，病人昨天晚上去赴宴，喝了酒，酒后就开始呕吐，那时吐的就是这种颜色。

我赶忙找来观察室医生让他看病人的呕吐物，他吃了一惊。显然病人入观后他没有核实过我的诊断，后来也没有观察过这个病人。

把病人的呕吐物拿到化验室一验，潜血（+），诊断为上消化道出血。

这个病例说明，即使是"诊断明确"的病人，即使是自己诊断的病人，也都要勤于观察。

在此，我再次提倡马克思的**"怀疑一切"**。据说这是他治学的座右铭。观察室医生则应该把这句话当作自己观察的座右铭。

治疗四件事

进入观察室的病人无一例外都有急诊室医生的治疗医嘱，执行就行了。不少观察室医生就是坐在值班室里等着液体输完，病人家属来找，他才开始想自己应该干什么。

一些医疗纠纷，就与观察室医生这种对治疗的"不作为"有关。

在治疗上，观察室医生起码有四件事应该干：

1. 核对急诊室医生的医嘱。
2. 督促护士执行医嘱。
3. 观察治疗效果。
4. 及时调整治疗。

分别讲述如下：

一、核对急诊室医生的医嘱

急诊室工作非常紧张，急诊室医生的医嘱就有可能出错，或不当，或遗漏，所以对急诊室医生的医嘱要一律核对：

首先，核对用药有无差错：

药名、剂型、剂量和用法，有无差错或笔误。

给抗生素的，是否有该药过敏史？

给葡萄糖静滴的，是否有糖尿病？

给洋地黄制剂的，近期是否有洋地黄用药史？

给阿托品的，是否有青光眼？

其次，核对治疗方案是否得当。

对于以上这些差错，观察室医生一发现，都能及时更改；但是对于整个治疗方案的错误或不当，观察室医生在决定是否修改时，就常常会犹豫不决。我在这个问题上就有过教训。请看：

📋 病例 11　当断不断，反受其乱

观察室。夜班。凌晨 4 点 30 分，急诊室医生走进值班室交给我一份病历，说病人已经上来了。

我马上出去迎接，只见一个七十多岁的老太太刚走上楼来，正扶着墙站着大口地喘着气。

我看了病历：病人夜间突然呼吸困难，两肺散在湿啰音，诊断为"肺部感染，急性左心衰竭"。

急诊室医生在急诊室未做心电图检查，也未做任何处置，直接送上楼来观察。医嘱是氨茶碱 0.25 g 加入 10% 葡萄糖注射液 500 ml 静脉滴注，同时嘱做头孢类抗生素皮肤敏感试验。

看了病历之后，我觉得无论诊断还是治疗方案都应该推敲：

首先，病人的诊断到底是什么？是既有肺部感染又有左心衰竭呢，还是只有左心衰竭？从病人是夜间突然发病和病人入观时的状态来看，像是左心衰竭。

其次，既然有左心衰竭为什么不给强心剂和利尿剂？

我想更改治疗方案，可是又想人家急诊室医生刚下的医嘱就给人家改，怕不妥，就没改。

静脉输入氨茶碱后病人症状不见缓解，而且开始烦躁不安。

我想，急性左心衰竭的诊断不会有问题，问题是为什么发生急性心力衰竭？会不会是急性心肌梗死呢？

马上做心电图检查，结果不是。立即下医嘱静脉注射西地兰和呋塞米。

这两药尚未给予，病人突然脑袋一垂，我一看就知道心脏骤停了。马上开始心肺复苏。心脏很快复跳了，可是呼吸和意识一直不恢复。下午病人死亡。

事后我自责了很久：如果我能在病人入观时立即加用强心剂和利尿剂，病人很可能不止于此。真是"当断不断，反受其乱"！

这个病例的教训是：治疗方案如有不当，要立即纠正或补充。

当然，应该遭到责备的还有那位急诊室医生，他的诊和治都太草率了！当然，凌晨是夜班医生最疲困的时候，但是也不应该这么草率。这个病人应该在

急诊抢救室给予抗心衰治疗，待病情缓解后用轮椅送上楼来观察。不应该为了自己的休息，而让病人毫无医疗处置、毫无医疗保护地自己走上楼来。

二、督促护士执行医嘱

这听起来似乎有点儿多事。医嘱已经开出，护士自然执行，何劳医生督促呢？

可是你要知道，留观病人太多时，护士的工作非常繁忙，医生的医嘱不可能每次都能立即得到执行；执行延迟，甚至执行错误的事，时有发生。所以医生一方面要体谅护士的难处，和护士搞好关系；另一方面，这是更重要的方面，也要为病人的生命健康负责；此外，还要帮助护士避免发生错误。所以一个正派的、有责任心的医生，在执行医嘱这个问题上，不会事不关己，高高挂起，而是帮助护士及时、准确地执行。

怎么督促执行医嘱呢？

1. 如果新入观的病人病情危重，而护士正忙于其他工作，就要向护士说明病情，以使护士能先给危重病人执行医嘱。

2. 病人入观后，适时再到床边看看：首批医嘱执行了没有？输液瓶是否张冠李戴？输液顺序是否前后颠倒？输液速度是否过快过慢？氧气给了没有？流量如何？胃肠减压管是否通畅？等等。

凡是医务工作，都需要医护配合，所以你从初学急诊起，就要学会搞好医护关系。医护之间不能"泾渭分明"，彼此"不越雷池一步"，更不能"隔岸观火"，不助一臂之力，要帮助她们干点儿活。但是也不能庸俗地一团和气，甚至彼此"沆瀣一气"地敷衍搪塞病人，那迟早会引发延误治疗和重大差错之类的事故，其结果是害了她们。

此外，凡是医务工作，都需要多人参加，为了杜绝差错，参加者要互相监督，互相提醒。

三、观察治疗效果

"实践是检验真理的唯一标准"，诊断和处置到底对不对，最权威的裁判是"疗效"。所以观察疗效，是对诊断和治疗是否正确的最后一次检验。

此外，观察疗效还是为了防止治疗发生"过之"或"不及"。危险病人，一般用药较猛，所以尤其要注意"过之"的偏向，凡遇以下情况，一定要勤于观察：

病情危重的；

使用毒性药品治疗的；

静脉输入的药品影响心率、心律、血压、呼吸和神志的，等等。

观察室里常会听说某个病人的病情突然恶化了。病人家属不知底里，以为这是祸从天降，其实这有相当一部分就是由于观察室医生没有对具有上述情况的病人勤于观察造成的。比如：

静脉输入硝酸甘油、硝普钠或酚妥拉明时，由于某种原因，输液速度变快了，导致病人血压过低，甚至引起休克、急性心肌梗死；静脉输入阿托品纠正心动过缓时，输入过快或过久，引起病人精神异常；静脉注射利多卡因纠正频发室性期前收缩，由于注射过快而致心脏骤停；静脉输入胺碘酮纠正房颤而致心脏骤停，等等。

四、及时调整治疗方案

观察了疗效之后，对于需要调整的治疗，要及时调整。不仅在出现了毒副作用时要调整，治疗无效时也要调整。而且调整一定要及时，不能太晚，太晚就会出事。请看：

病例12　为时已晚！

这是一个食管静脉破裂呕血的病人。急诊室医生见病人到诊室时已不再呕血，就没有下三腔二囊管，只给止血剂静脉滴注，然后留观。

入观后病人未再呕血，似乎止血有效。但几小时后病人又呕血，而且便血，不过呕了几口血后又停止了。

观察室医生没有认识到病人入观时虽然没有呕血，但是出血其实一直没有停止，只不过因为没有积累到一定的量还没有吐出来罢了；也没有预见到一旦再呕血，病情就要急转直下，所以见到病人不再呕血了，就决定再观察一下。

不久，病人第三次呕血。这时血压陡降，病人烦躁不安，出血性休克已经发生，家属乱作一团。

医生这才下决心插三腔二囊管，但是为时已晚！

因为三腔二囊管的插入不是一蹴而就的事——插前，要做准备工作；插时，也不一定顺利。而让人没有料到的竟是：决定插管时，观察室医生发现观察室里的三腔二囊管用光了没有补充。于是派人去外科借。借来之后，又发现插三腔二囊管的其他用品也不齐全，又翻箱倒柜地找。我看表计时了，从下决心插管到开始往鼻孔里插，足足一个小时。结果是刚刚插入，心跳就停了。

我在第二章提出了"危险意识"和"救援意识"，在第五章提出了"濒危意识"，这个病人的死，说到底，是医生这三个意识不强。

病人住进观察室，病程大多已经发展到相当程度，有时看上去病情尚可，但其实已经临近深渊。所以对于病情较重，但因某些原因暂行保守治疗的病人，观察宜勤，不宜久——如果治疗无效，就要当机立断，采取更有效的办法。

当然，这个病人的死，还因为抢救用品管理不善。至于抢救用品怎么管理，第二十二章第四节有详细讲解，届时请大家认真学习。

除了这个病例之外，请大家再看看实战篇第十章第三节【病例36】，那也是没有及时调整治疗方案，结果弄得一个老太太在观察室里反复惊厥和昏迷。

离观四原则

观察室不是病人的久留之地。《医院工作制度》上说，留观不应超过三天。留观病人经过了一段时间的观察和治疗之后，观察室医生就应该再次斟酌诊断、评估病情，决定其去留和去向，这是观察室医生非常重要的工作。

所以观察室医生一方面要不时地接收病人"入观"，另一方面还要不时地动员病人"离观"。否则观察室就会"爆满"。

"观察室爆满"是个什么样子呢?

那就是：病人和陪伴者把观察室的床上和床下，甚至把走廊都挤得满满当当、水泄不通，而且到处都在呻吟、到处都在呼救。

这是一个非常严重的局面。在这种情况下，我在上面讲的观察室医生所必须做的那一切工作，都将难以做到，甚至一些留观病人会没人接、没人看、没人管、没人治，因此极易引发病人家属的暴烈反应，甚至会发生病家狙击医生、护士的恶性暴力事件。

此外，在这种情况下，也极易发生医疗质量低下，甚至发生医疗差错，从而引发医疗事故。

为了避免出现这个局面，观察室医生就应该经常地和积极地动员病人离观，以便腾出床来接纳后来的观察病人入观，我称之为**"扫榻以待"**和**"虚床以待"**。

更重要的是，动员病人离观，能给被动员的病人一个比观察室更好的归宿——住院、进 ICU 和转院。

但是你要知道：一个病人何时离开观察室？到哪去？这些问题解决得不好，什么意外都可能发生。对此，要记住**"离观四原则"**：

1. 放人要慎重。

2. 住院宜积极。

3. 继观是折衷。

4. 特殊情况，特殊对待。

下边分别讲述：

一、放人要慎重

有的病人表面上看，诊断明确、病情稳定、病情缓解，但其实不然，这些人你放了，就会出事：或者到家，或者途中，甚至刚出观察室就出事。所以当你想让一个病人回家，或者他自己要求回家时，一定三思而后行，要想一想在这些好的表象下面，是否还隐藏着什么坏的东西。

从诊断上分，留观病人有三类：诊断明确的，疑似某病的，诊断不明的。对后两类，放人尤其要慎重，这要遵循以下两条：

1. 观察要仔细。只有经过仔细的观察，确定确实没有问题之后，才可放人。

2. 观察时间要足够长。

不应该放走，但病人执意要走，要耐心劝说；劝说无效，要让病人或家属签字，责任自负。

二、住院宜积极

病情重，诊断已经清楚，而且能够耐受转运，应该马上动员住院。在动员住院时，态度应该积极一点儿，收留入院的尺度也应该放宽一点儿。

在积极动员住院时，还有一点要注意，那就是要考虑病人能否耐受转运，以及如何安全转运。病人刚入病房就死亡，甚至死在从观察室到病房的途中都是可能发生的。

请大家记住这句话：**转送易猝死**！

对此，应该做到以下三条：

1. 告诉家属转送途中可能有危险，征得家属同意再转运。

2. 转运之前应该通知病房做好迎接病人的准备。

3. 转运途中要保留静脉通道，携带抢救药品，使用便携式心电监护机继续监护。这样做，一方面可以继续原来的治疗，另一方面在病情恶化时可以即刻抢救。

三、继观是折衷

如果在决定病人是回家还是住院之间，一时难以定夺，最稳妥的办法是折衷一下——继续观察（以下简称"继观"）一段时间。

四、特殊情况，特殊对待

特殊情况很多，比如：病人因交不起住院费而要求在观察室里治疗到病情稳定。这种要求只要观察室里病人不多，就应该予以理解和满足，尽量不要把重病人推出门外。

诚然，"留观不应超过三天"是医院工作制度上的规定；但是人道主义高于一切，人道主义在任何科室、任何时刻都是普遍适用的原则；医院可以有一千条制度和规定，但都不应该凌驾于人道主义之上。

请注意：一旦你因为把病人强行推出门外而出了事儿，那么公众舆论可不管你什么《制度》不《制度》、《规定》不《规定》的，**公众舆论是用人道主义这个最高标尺看你"人道"不"人道"**。

这点，初学者们一定要记住。

第六节　抓住一个人

要抓住你的上级医生。

三级责任制　再强调一次

在第八章第十四节里，我已经讲过三级责任制了。现在，在讲观察室工作时，有必要再强调一次：

三级责任制是医院的最基本的制度！

这个制度说到底，就是一个医生不能为所欲为，他的工作必须在上级医生的指导和监督之下进行。

但是观察室的上级医生，除了晨间查房之外，常常在另外一室独处，你不找他，他不来。于是有些观察室医生就乐得自在，干脆把上级医生甩开，自己自由自在地想怎么干就怎么干了。

这样固然能够锻炼自己的独立工作能力，但却容易出问题，甚至出事故；而且长期与上级医生脱离，你的技术会得不到指导，错误会得不到纠正。所以在观察室你不能甩开上级医生，相反，要更紧地抓住他。

抓他的什么呢？

抓上级医生的查房

上级医生虽然不总在你身边。可是观察室早晨的查房，却是他与你接触的"法定"时间，他必须得来到你身边，所以你要充分利用好这几个小时：

在工作上，要认真听取他对病情的分析，认真记录其医嘱；然后认真执行，观察效果，并及时向他反馈信息。

在学习上，要注意观察他如何"**查变、判断、做修改**"（本章第四节）。即观察他是怎么得知病情变化的，他根据这个变化是怎么对原来的诊断和治疗的对错做出判断的，他根据这个判断是怎么对原来的诊断和治疗做出修改的。同时，还要思考他为什么这样做。

抓请示汇报

查完房，你就很难见到你的上级医生了。但必要时，你还得见他。不管他"躲"在哪，不管他高兴不高兴，你都得见他。

见他干什么呢？

请示汇报。凡遇下列情况，都应该及时向他请示汇报：

1. 新入观，诊断不明。

2. 新入观，病情危重。

3. 病情恶化。

4. 原治疗无效，或原治疗有不良反应，需要修改。

5. 与病人或家属发生或将要发生纠纷。

6. 危重病抢救。

危重病抢救，不仅要请示，而且还一定要请上级医生到场指挥，你初学，无权主持危重病抢救。

第七节 "留观高峰"及其对策

与急诊室医生相比，观察室医生的时间充裕得多，甚至还有时间坐下来看看书。可是留观病人超过 15 人时，也很忙。而当超过 25 人，又有一个甚至几个危重病人需要同时抢救时，你就会感到不生出"三头六臂"不足以应付。我把留观病人超过 25 人称为**"留观高峰"**。

面对留观高峰，初学者不得要领，往往手忙脚乱、穷于应对、疲于奔命，当然就谈不上什么工作质量了。

怎么办呢？

对策如下：

分清主次，避免平均用力

接班查房时，先查危重病人，后查非危重病人。

平时观察时，危重者、可能恶化者、诊断不明者，勤察详察；余者从简。

主动出击，避免被动挨打

留观高峰时的忙乱，当然是因为留观病人太多；但有些是因为医生不主动，也常致乱上加乱。

这些医生一见留观高峰轰然而至，就心生一计：躲进值班室，蛰伏不出，等着病人家属来找。找，我就去；不找，就不去。

他们自以为得计，其实问题一个也回避不了，活一点儿也少干不了。而且常常会出现几个病人家属一起风风火火地来找的情况。届时，这个拉，那个拽，这个低三下四地乞求，那个声色俱厉地命令，形同"五马分尸"，到了这个地步还谈得上什么工作质量呢？

主动进攻，历来是兵家取胜的诀窍。常胜将军，就是那些能主动掌握战局，勇于进击者。

同理，优秀的观察室医生遇到留观高峰，一接班就会主动出击：

需要住院者，马上动员住院；

可以离观者，马上动员离观；

诊断不明者，积极检查，以便尽快明确诊断，及早给予有效治疗；

第一轮治疗行将结束者，马上开出第二轮治疗的医嘱；

危重者和即将恶化者，断然处置，挽狂澜于既倒。

几个技术问题

1. 早接班　这样才有充裕的时间让交班医生详细介绍重点病人，使你一开始就能主动出击。

2. 一切用品随身带　我们总在抱怨时间不够，可其实是我们浪费了很多时间。其中有一些就浪费在跑去拿东西上了。

因为我们并没有把工作所需要的东西（听诊器、手电筒、叩诊锤、分规、钢笔、处方、化验单、特殊检查申请单、观察病历直至医嘱本）全部或大部都带在身上。

我们为什么不愿意随身携带这些东西呢？

首先是因为我们不知道应该带这些东西。

其次是因为我们的审美有问题：有些年轻医生乐于"潇洒"，身上什么都不带，背着手到观察室里转一圈儿，然后回值班室开处方、下医嘱，似乎这样才像个医生。

3. 一切工作床边完　你随身带上了全部用品，你就可以把所有工作——下医嘱、开处方、记病程，都在床边完成。这样，第一可以免去你在观察室、护理站和值班室之间往来奔波，第二还可以避免遗忘、记错和写错。

4. 不用桌椅站着写　要想"一切工作床边完"，你就得能够不用桌椅站着写字。急诊医生非得具有这种能力不行。这还不仅仅是为了能"一切工作床边完"，要知道在大规模的灾难救援时，在灾难现场，是没有桌椅伺候的，因此初学急诊医学的人，现在就要练这一功。

急诊医学教育的"不正规内容"

练习站着写字不是多事，这是急诊工作的需要。比之其他医疗工作，急诊有着更为多样的工作形态：医院内的形态、医院外的形态、非高峰时段的形态、高峰时段的形态、严重的自然灾害和社会动乱时的形态。

一个优秀的急诊医生，应该能在任何艰难的、任何异乎寻常的条件下工作。请看实战篇第十二章第二节【病例 45】和实战篇第十三章第十三节【病例52】。

但是我们的医学教育却并没有传授给学生这种能力。

比如：急性左心衰竭的病人根本不能平卧，我们的实习生却强迫病人躺下接受心电图检查。我上前制止，让病人坐着检查心电图，他们就大为惊异，认为这"不正规"，而且认为坐着做出来的心电图由于干扰太大，也"不正规"，所以不能这样做。

但是急症病人，却常常就是在很"不正规"的时间和很"不正规"的地点，急切地等待着我们的现场救治呢！不能因为他们"不正规"，我们就"不作为"。

其实天下没有绝对正规的东西，一切都因条件而异。符合工作现场工作条件的工作形态，就正规。

因此我们的急诊医学教育应该有一些"不正规的内容"。比如急性左心衰竭病人的坐位心电图检查、急诊简化病例的书写、急诊快速问诊、急诊快速查体（第十五章），等等。

第八节　观察室的重要意义

在这一章的开始，我曾经说过，观察室是急诊医生的摇篮。

为什么这么说呢？

这是因为观察室对于急诊学习有着多种重要的意义。这些重要意义可以概括为"四室"：

急症陈列室

急诊室医生面对的病人，有很多是"急而不重"或"急而不危"，甚至很多根本就不是急症病人。但观察室不然，都是急症，而且各种急症都有。所以，观察室是"急症陈列室"。

急症治疗室

急诊室主要是从就诊病人中把急症病人检出，除危重者需要就地抢救外，其他急症病人的治疗大多都要在观察室里进行，这样，初学者就可以在观察室学到各种内科急症的治疗。所以，观察室是"急症治疗室"。

疑难急症的鉴别室

原因不明的急症，急诊医生没有时间跟它"纠缠"，一般都送到观察室让观察室医生边治疗、边观察、边寻找病因。这样，初学者在观察室就可以锻炼鉴别疑难急症的能力。所以，观察室是"疑难急症的鉴别室"。

懒大夫的休息室

这是修辞学上的一个"反讽"。

急诊室里病人川流不息，而且高潮迭起，值班医生想懒也懒不了。但是观察室就舒服多了：病人被急诊室医生送来，诊断大多明确，不明确的，病情也不是十万火急（十万火急的早就在急诊室就地抢救了）——那就慢慢观察去；治疗上，急诊室医生都开了医嘱——那就让护士执行去。

那你这个观察室医生干什么去呢？

在我们今天管理成这个样子的医院里，干什么不行呢？

我见过腋下夹着本儿武侠小说来值班的——清闲得可以；也见过趿拉着一双布鞋来值班的——懒散得可以；更见过聊大天儿的——自在得可以；而且还曾经在一家医院的观察医生值班室里见到过扑克、象棋、啤酒和白酒——快乐得可以。

所以对于一个已经在医院里混迹多年，已经被那"一沟绝望的死水"（闻一多《死水》）浸泡得心灰意冷、了无兴致的人来说，观察室真可以称得上是一个"休息室"——可以好好地歇一歇，可以大大地懒一懒。对于这种人，恐怕你说什么"警世恒言"，他都无动于衷。以下这几句话是说给那些有意要懒，但还有心要学的人听的：

观察室是整个内科急诊学习活动的第一站，是急诊室和抢救室学习的准备阶段。如果你在观察室就开始懒，那你整个的学习就注定失败！

第九节　真正的急诊医生

观察室工作法，到此全部讲完。学了这个工作法，有人能把观察工作做得很好。不过我要提醒你：观察室只是急诊的一部分，它前面还有急诊室和抢救室呢。

军事学上把敌我作战时枪林弹雨、炮火纷飞的那条线状地带称为"火线"，把短兵相接的肉搏称为"刺刀见红"。因此，没有上过火线的，刺刀没有见过红的，就算不上真正的战士。

同理，没有独自在急诊室和抢救室值过班的，没有抗击过"急诊高潮"，没有搏击过"急诊风暴"（实战篇第十五章）的，就算不上真正的急诊医生。

你想当真正的急诊医生吗？

那就到"火线"上去锤炼吧。

不够快捷的急诊　不是真正的急诊 ◯

第十一章　三快工作法1：快接诊

从现在起，我们要学习"急诊室工作法"了。由于抢救室都附设在急诊室之内，为了行文简洁，以后只要说急诊室，就包括抢救室。

第一节　从摇篮，到火线

急诊室是整个医院里最不寻常的科室：

早晨，当各个科室和所有病房经过了晨间的清扫和整理，以整洁和安静迎接前来上班的人们时，急诊室可能正在与死神进行着一场殊死搏斗。

晚间，夜幕降临、华灯初上，各科病房一片宁静，而急诊室门前却车水马龙、人影幢幢，一天的工作高峰才刚刚开始。

但这仅仅是急诊室给局外人的一个印象，急诊室真正的不同寻常，真正的困难复杂，只有在那里工作的急诊医生们才知道，那就是：

每时每刻都可能有你最意想不到的、最危急的病人送到你面前！每一个班次，都可能不得不以每10分钟甚至每5分钟看完一个病人的高速度连续工作几个小时！每一个班次，都可能需要进行一次乃至几次危重病人的抢救，有时甚至是同时抢救两三个！

急诊室是"医院的火线"！

所以每一个刚刚结束观察室实习、初到急诊室来工作的青年急诊医生，真可谓甫出"摇篮"即入"火线"，因而都"临事而惧"，甚至"战战兢兢，如临深渊，如履薄冰"。

这并不奇怪，因为**真正的急诊工作，是急诊室里的工作**；而急诊室里的工作，才真正是"急、难、险、重"的诊疗工作。这种工作要求从业者掌握特殊的工作方法，这种工作方法如果无人指点和无人训练，难能获得。

第二节 一字真言——快

学习"急诊室工作法"，应该从何处入手呢？

应该从急诊工作的特征入手。

我在第四章里曾经讲过："快捷性"是急诊工作最突出的特征；不够快捷的急诊工作，不是真正的急诊工作。

这样，我们就找到了**学习"急诊室工作法"的"一字真言"**，那就是"快"。也就是说，学习"急诊室工作法"，要从下面这个问题入手：怎么做，才能使诊疗工作快捷起来？

第三节 三快工作法

由于急诊室工作包括接诊、诊断和处置，那么，要使急诊室工作快捷起来，就必须使这三个活动都快捷起来，即快接诊、快诊断和快处置（三快）。

于是，能够使这三项工作都快捷起来的工作方法，就是"急诊室工作法"。换言之，"急诊室工作法"就是**"三快工作法"**。

在第四章，我讲过急诊工作的"三快"，但那时讲的是它的"基本理念"，即为什么要"三快"；而本章讲的则是它的"具体方法"，即怎么做，才能"三快"。

在这一章，我只讲其一，即"快接诊"的具体方法。希望大家复习一下第四章的第三节——快接诊。

第四节 快接五条

"快接诊"的具体方法有五条：

1. 足不出户。

2. 三虚以待。

3. 慢病快看。

4. 牢记信号。

5. 面门而坐。

以上简称：快接五条。

下面分而述之。

第五节　足不出户

快接诊的首要条件，是医生在岗。如果医生脱岗，那就谈不上快接诊。

什么是"足不出户"

"坚守岗位"本来就是各科医生的通用守则。不过其他科可以松一点儿，只要给同事留下自己的去向，可以短时离开岗位；但是我们急诊医生却一点儿也不能松，值班时一刻也不能离开岗位，我称之为"足不出户"。

侥　幸

你说应该"足不出户"，可是我认为这太苛刻。因为很多急症病人的病情急而不危，甚至根本不急，接诊迟一点儿常常不会出事儿。我就出去这么一会儿工夫，来的病人就一定是危险病人吗？也许连来还都不来呢！

这就是"侥幸心理"。

"侥幸"的意思是：由于偶然的原因而躲过了一次本来是必然发生的灾祸。"侥幸心理"是老百姓的心理。他们有这样的心理，是因为在他们的生活环境里，意外发生的恶性事件很少，他们即使事先不防备，常常也不会碰上。

侥幸变不幸

可我们不是老百姓，我们是医生，而且是急诊医生。我早就指出：急诊是"高意外的工作"（第二章第六节），即急诊工作存在着大量的意外，其意外恶性事件的发生率，远高于其他诊疗工作。

在急诊工作的种种意外之中，"任何时刻都可能有任何一种危险性急症的病人到达诊室"，是最常见，同时也是最令青年急诊医生始料不及和措手不及的一种。其中，最危急的是心脏骤停和濒停，他们需要立即抢救。

你看第一个进来的病人不急不危，第二个也不急不危，你敢说下一个也不急不危吗？你抱着"侥幸"的心理出去了，结果"不幸"的事件就发生了：这第三个极急！极危！等把你找回来，人死了！然后就是医疗纠纷，甚至是一群被气疯了的病人家属对你群起施暴！

这就是"侥幸变不幸"。

谨防意外

你想在你的急诊生涯中躲过这样的灾祸，甚至你还想躲过急诊科里其他各种各样的灾祸，那你依靠什么呢？依靠侥幸？

不能依靠侥幸！你想在急诊科里永远立于不败之地，就得抛弃侥幸心理，要依靠"意外意识"（第二章第六节）。该意识有两层含义：

1. 急诊工作中意外事件的发生率非常高。

2. 要时时处处谨防发生意外事件。

既然"任何时刻都可能有罹患任何一种危险急症的病人到达诊室"，那么，我们的第一对策就是：

足不出户！

足不出户如此重要，那么在什么情况下我们容易出户而造成脱岗呢？

这有三种情况：

1. 没人易脱岗。

2. 人多易脱岗。

3. 有事易脱岗。

下面分而述之：

没人易脱岗

在非高峰时段，紧张了半天，忙乎了半天，诊室里终于风平浪静、空无一人了，于是诸如"出去走走""出去遛遛""出去透透气儿""出去上友邻科室串串门儿""出去上厕所方便一下"，甚至"出去上浴室冲个凉"这样一些在常人眼里非常合乎情理的念头就不免油然而生。

于是你就出去了。

结果很巧，好像是有意跟你做对——你出去了，病人就被送来了，而且来了就需要立即抢救！

急诊室怪现象3："越静越危险现象"

青年急诊医生们把这种危险病人的不期而至，比喻为急诊室里的"不测风云"。在他们看来，危险病人何时到来，根本不可预知。可是那些久经沙场的急诊老将们却知道危险性急症到来的"先兆"——急诊室里那种难得的"风平浪静"和"空无一人"。他们知道危险病人往往就在这时到来。

为什么呢？

不知道。

这是急诊室里的又一个怪现象，我称之为**"越静越危险现象"**。

这个现象虽然可怪，但是常常发生，工作多年的专职急诊医生都知道；不知道的，是那些刚参加急诊工作的"初生牛犊"和来急诊科轮转的"急诊门外汉"。请看：

故事20 行不得也哥哥！

急诊室附近有一间淋浴室。虽然近在咫尺，但是值班时，不管天气多么溽热难耐，不管诊室多么寂寥无人，我也不敢进去冲凉。

盛夏一个溽热的早晨。这天我是急诊室的早班，为了"追踪观察"（第七章第十节）昨天我留观的一个病人，我提前半个小时到达急诊室，打算换了白大衣就上观察室。可是一进急诊室，发现没有值班医生。

这个值班医生是来急诊科轮转的内科医生，是个"急诊门外汉"，他不知道急诊的厉害，容易脱岗。我忙问护士。护士说他洗澡去了。我一听，大惊！只好放弃我心爱的"追踪观察"，赶快披挂好了，坐在诊桌后边替他值班。

有顷，此君光着腿、光着脚，穿着拖鞋，还好，还穿着白大衣了，一边用毛巾擦着头上的水，一边走进急诊室，见我在，非常坦然地说："昨晚上太热了，冲冲。"毫无愧色，似乎全然不知这是严重的脱岗！

我那时只是个进修医生，不便对他说什么，只是在心里对他说：

"行不得也哥哥！"（明　丘濬《三禽言》）你洗澡时进来的幸亏是我，如果是个需要立即抢救的病人，你在浴室里脱得精光，满头满脸满身都是肥皂泡沫，你可怎么办哪？

人多易脱岗

小医院的急诊室常常是一人值班，忙则忙矣，但是你不容易脱岗。大医院的急诊中心，急诊室里会安排两人甚至三人一起值班，以便就诊高潮时，能"应付裕如"。

但坏事就坏在了这里，一旦有一个人闲下来，此人就敢于"出去走走"了。结果是再来了病人，就人手不足，于是病人就"堆积"待诊。如果"堆积"的只是非危险病人，还好一点；如果"堆积"的是危险病人，那不就坏了吗？

"一个和尚挑水吃，两个和尚抬水吃，三个和尚没水吃"，这是凡夫俗子们阴暗心理的写照，即一个亏也不吃。

几个急诊医生一起值班，也会产生这种心理——你出去歇了十分钟，好，我也出去歇十分钟；你们俩都出去歇了十分钟，好，我出去歇二十分钟。结果，诊室里永远只有一个医生，病人永远"堆积"。

好在病人"堆积"也并不一定出事。可是万一出了事怎么办呢？

哪个医生在诊室，哪个倒霉呗。

有事易脱岗

诊室里没人，诊室外又有引诱你脱岗的事，更容易脱岗。

什么事呢？世界之大，什么事都有。你兴趣高雅，急诊室外就有高雅的事发生；你兴趣低俗，急诊室外低俗的事更多。

出去吗？

不出去！不管什么事也不出去！

请看：

故事 21　决赛时刻

1995 年第 43 届世界乒乓球锦标赛在天津举行，5 月 14 日晚，男单决赛，孔令辉对刘国梁，此时我恰好在急诊室值夜班。人们可能不是去赛场助威，就是在电视机前助威了——往日此刻水泄不通的急诊室竟然空无一人。

赛场上宋世雄连珠炮一般扣人心弦又激情四射的现场解说，以及数以万计的、癫狂的天津球迷震耳欲聋的助威呐喊声从街上的高音喇叭里传出来。我知道急诊室附近的某个地方就开着电视，但是我不能走出急诊室，只好站在诊室门口听着这满城的癫狂与沸腾。

就在此刻，从这沸腾的人声之中传来一声凄厉的救护车鸣叫，旋即，一辆救护车就停在了诊室门外，一位老妇在收看决赛的电视现场转播时，经不住这紧张，突发胸痛。

好，我正在急诊室门口恭候，于是上诊床、听心肺、做心电（图），没有一分钟的延迟。

这就是"足不出户"，这就是"不管什么事也不出去"。

要成为一个优秀的急诊医生，需要多种修炼，"足不出户"和"不管什么事也不出去"是第一修炼。

克制凡心

在这种情况下，"足不出户"的修炼，其实还是一种心灵上的"超凡脱俗"的修炼。急诊工作需要的是敬业，是奉献，是团队精神。所以要努力克制自己心中的那些阴暗的"凡夫俗子"之想。

以上就是"快接第一条"足不出户。

第六节　三虚以待

"足不出户"是要"快接诊"；可是你"足不出户"了，就能"快接诊"了吗？

不能。因为如果急症病人到达诊室时，你的诊椅上、诊床上和诊室里总有尚未处置完的病人，你的手总被一个尚未处置完的病人"占压"着，你就仍然做不到"快接诊"。

于是我就有了两个理想：

1. 诊椅、诊床和诊室总以空虚的状态等待每一位病人的到来，我称之为**"三虚以待"**。

2. 每一个急症病人都不必候诊，进入急诊室后就能得到接诊，我称之为**"零候诊"**。

怎么才能实现这两个理想呢？

只有养成干事快捷的素质。

"干事快捷的素质"就是：该干的，马上干，不拖拉；一动手干，就迅速干完，不磨蹭。这样，我们就可以尽快地腾出手来好干下一个工作。也就是说，要努力使自己经常处于一种能够立即接诊的状态。

"能够立即接诊的状态"，是急诊室值班医生的最佳状态。

第七节　慢病快看

很多急诊医生惯于"急病快看，慢病慢看"，即诊治致命性急症时尚能快捷，而一遇非致命性急症就放慢速度。

看上去这合乎常人之理，但却悖于急诊之理。因为这样做，一旦危险病人到达，你就会因为手里还有病人而腾不出手来接诊。这是我们做不到"快接诊"的又一原因。

为此我提出**"慢病快看"**的理念，即诊治非危险急症时，也应该快捷。

可是有人会说："急病快看，慢病也快看，那我们能坚持下来吗？我们能不能中间休息一会儿啊？"

非常抱歉，等下班再休息吧。这是急诊，这个工作需要你一鼓作气干到下班。所以你就应该练就一鼓作气干到下班的非凡能力。

第八节 面门而坐

有人抱怨：以上的一切我都做到了，我仍然不能确保每一位危险性急症病人到达时我都能够"三虚以待"和"零候诊"。这怎么办？

无他，见到危险性急症病人到达，马上放下手里的工作去接他。

这就要求你：

第一能够立即看到他。

第二能够立即"想到"他是危险性急症。

要想立即看到，你就必须"面门而坐"，就是诊桌和医生的座椅面对诊室的入口摆放，而且从诊桌到诊室入口没有遮挡医生视线的障碍物。这样，当你正在诊治一个病人时，你就能够看到下一个病人。

第九节 牢记警报（背抱抬推）

看到他之后，我怎么才能立即"想到"他是危险性急症呢？

如果这个病人是被背着、抱着、抬着、推着进入诊室的，你就应该想到。因为"背抱抬推"是危险病人到达的警报

关于"背抱抬推"，在实战篇第一章心脏骤停里我将深入讲解。

"快接五条"能使你迅速地担当起为病人"解除痛苦、逆转危局、挽救生命"的神圣职责，从而迅速进入急诊工作最引人入胜、也最能显示你智慧和才华的阶段——诊断。

不够快捷的急诊　不是真正的急诊

第十二章　三快工作法 2：快诊断

关于"快诊断"，我在第四章第四节已经讲过了，但那时讲的是它的"理念"，即为什么要快诊断；而本章讲的则是它的"方法"，即怎么做，诊断才能快捷。

希望大家先把第四章第四节复习一遍，然后带着那个理念来看这一章。

第一节　快诊四条

诊断包括问诊、检查和判断三个环节。这样，要想使诊断快捷起来，就必须使问诊、检查和判断都快捷起来。其方法是**"快诊四条"**：

1. 快启动。
2. 快问诊。
3. 快检查。
4. 快判断。

下面分别讲述。

第二节　快启动

既然问诊、检查和判断是诊断活动的三个环节，那么诊断活动是不是从问诊开始呢？

不是。

诊断始于望诊

先问诊，再检查，再判断，即"诊断始于问诊"，教科书上是这么说的，但那是"纸上谈兵"。在急诊室里，一个优秀的急诊医生其实不是这样干的。因为在急诊室，如果你要等到病人来到诊桌前或被抬到诊床上，才开始你的诊断活动，那就晚了，我称之为**"诊断启动延迟"**。

其实，无需等病人来到你身边，只要病人一进入你的视野，诊断就完全可以启动了，也就是说检查活动中的"望诊"此时就完全可以开始了。

为什么这样说呢？

原因有二：

1. 望诊最快捷，它无需病人来到医生身边，只要病人一进入医生的视野，就可以实施。

2. 很多急症病人的症状和体征十分明显，只要病人一进入医生的视野，医生就能够发现。

因此应该十分强调：**急诊的诊断始于望诊**。更准确地说，诊断始于你投向病人的"第一瞥"（《现代汉语词典》里对"瞥"的解释是：很快地看一下）。

那么这投向病人的第一瞥包含着什么内容呢？

它包括："初观"和"初断"两个活动。

初　观

这一瞥要从病人身上尽可能多地采集到有用的信息，重点是体征。

但是除了体征之外，举凡病人身上的一切，诸如体位、姿态、步态、神态、仪表、面容、表情、服饰、性别、年龄、职业、收入、婚姻状况，甚至连病人的陪伴者或护送者的情况，都是有用的诊断信息。而这一切，一个观察力很强的急诊医生，都可以从一瞥之中获得。

可是有人会说：以上这些东西里，有一些跟诊断风马牛不相及呀！

不对，看似不相及，其实很相关。就看你有没有联想力了。

"联想力"是急诊医生必须具有的一个重要能力。至于怎么从这些东西上联想到诊断，我会在以后的那些病例和故事里讲解，届时请注意阅读。

总之，"第一瞥"就是对病人的一个初步的观察，简称为**"初观"**。

初　断

在"初观"的同时，还必须对病情、病因甚至病名，做出初步的判断，简称**"初断"**。"初断"非常重要，因为它对以后的讯问和检查都将起到重要的导向作用，从而使以后的问诊和检查更为简约。

初断的内容包括：

1. 是死是活　即是否是心脏骤停。这是最重要的一个。因为这是一个不能延迟一秒、需要立即抢救的极端情况！

2. 是轻是重 即病情的轻重缓急。这个判断的重要性，仅次于"是死是活"，因为它决定其后的问诊、检查和治疗活动的取舍、繁简、先后和快慢。

3. 是什么病 一个善于观察的急诊医生，有时甚至不必发问，也不待病人陈述，仅此一瞥，就能做出初步诊断，甚至就能做出正确的诊断。我称之为**"一瞥而知式的诊断"**。关于这种诊断，请看第九章第一节的【病例3】，再看第十四章第二节的【病例13】。当然不是每一次我们都能得到"一瞥而知式的诊断"，但是如果我们得到了，那就将大大加快以后的诊疗速度，所以每次接诊，我们都要认真地看一眼，看看能不能幸运地得到。

4. 是哪个系统的病 如果一时判断不出是什么病，也要判断一下可能是哪个系统的疾病。因为这对其后的问诊和检查也有助益。总之，"初观"之后，你必须或多或少有所判断。

当然，一个初学者的"初观"往往发现不了异常，"初断"也往往不够准确。但是你不能因此而不做"初观"和"初断"；而应该总结失败的教训，反复磨炼，慢慢就能进入佳境。否则，你的诊断速度就将永远停留在平诊医生的水平上，而不能成为真正的急诊医生。

以上就是**"快诊第一条"**：快启动。

第三节　快问诊

所谓"问诊"，就是医生通过讯问病人和其他人，来搜集做诊断所需要的资料。

忌"撒大网"

医生都知道，通过讯问搜集到的资料越多，越有助于诊断。所以在平诊，尤其在病房，这种讯问是系统的和详尽的，我称之为**"撒大网"**。

但是急诊的讯问却最忌"撒大网"。因为"撒大网"要花费很多时间。问诊"撒大网"是急诊的忌讳，但又是初学者的通病。他们"撒大网"的原因有二：

1. 病人进入诊室时没有进行"初观"和"初断"。

2. 对各种内科急症的诊断要点不熟悉。

在"初断"的导向下简约讯问

急诊的问诊，应该在"初断"的导向之下十分简约地进行：

1. 如果"初断"认为病人是致命性急症，那就一边支撑病人生命，一边讯问发病经过和既往史。

2. 如果"初断"已经考虑是某个疾病，那就把讯问的重点放在寻找能够支持这个疾病的证据上。这些证据包括：症状、体征、现病史和既往史。

3. 如果"初观"之后未能判断是什么疾病，那就应该针对"初观"时所发现的症状，讯问与该症状关系最密切的那个疾病的信息。

4. 如果"初观"时未能发现症状，那就只有讯问病人的主诉了。

5. 如果倾听病家的回答之后，发现自己的"初断"有误，就应该立即查体和再讯问，以便发现新的体征和症状。

单刀直入式的问诊

总之，急诊医生的问诊时间不能太长。为此，要做到：

1. 发问不能太多。

2. 发问必须很准。

所谓"很准"，就是只需两三问、一两问，甚至只需一问，就能问到要害。我把这种问诊，称为**"单刀直入式的问诊"**。

总之，急诊医生的问诊要根据"初观"和"初断"有目标地发问。

以上就是**"快诊第二条"**：快问诊。

第四节　快检查

为了快捷，急诊对检查有四个特殊的要求：

1. 开始要早。

2. 项目要少。

3. 检查要快。

4. 五个不要。

下面分而述之：

一、开始要早

检查，尤其是望、触、叩、听、嗅，要尽快开始。为此，急诊检查就有以下不同于平诊检查的三种形态：

1. 边问边检　只要可能，在问诊时就开始检查，也就是，一边讯问，一边检查。

2. 不问就检　在紧急情况之下，如"初断"为心脏骤停，则不必问诊，立即检查。

3. 边检边问　也可以先检查，在检查时问诊。

二、项目要少

不仅辅助检查项目要少，就是望、触、叩、听、嗅，也应该尽量减少。为此，在选择检查的项目时，要采取以下两种方式：

1. 初断导向　如果经过"初断"已经考虑是某病，就应该选择最能够支持这个疾病的检查。比如"初断"是急性心肌梗死，那就检查心电图。

2. 症征导向　如果"初观"之后没有判断出是什么病，检查就应该以"初观"时所发现的症状和体征为导向进行，即朝向具有该症状和该体征的疾病进行。比如突出的症状是急性腹痛，那就先朝向"急腹症"做腹部检查。

以上这两类不同导向的检查，需要两类不同的检查程序。这两个检查程序，需要我们自己编制。至于怎么编制和如何使用这两个检查程序，我将在第十四章里专门讲解。

在采取以上两种方式来减少检查项目时，要注意以下两点：

1. 单刀直入　要选择那个最能肯定这个疾病的检查项目。一个够用，不做两个。比如怀疑是低血糖昏迷，那就只验血糖。

2. 危险病在先　一个体征或症状常常为几个不同的疾病所共有，检查应该先朝向最危险的那个疾病进行。比如胸痛为急性心肌梗死、肺炎和气胸所共有，那就先检查是不是急性心肌梗死，因为它最危险。

三、检查要快

这要施行"快速查体法"，留待第十五章专门讲授。

四、五个不要

要想快捷地实施一项检查，必须克服我们的一些毛病，要做到五个不要：

一不要"无谓无效"，二不要"颠三倒四"，三不要"慢慢腾腾"，四不要"反反复复"，五不要"狐埋狐搰"。

"无谓无效"，就是实施检查时做了一些没有意义或没有功效的动作。比如有的人听诊前总要用食指敲敲听诊器胸件上的塑料薄膜，听听响不响。

"颠三倒四"，就是实施检查的程序不对，应该先做的，后做了；应该后做的，先做了。

"慢慢腾腾"，就是检查的速度太慢。

"反反复复"，就是一个检查，第一次就已经得出结果了，但是认为凡是检查，第一次都不准，必须重复做两次甚至三次始信。

"狐埋狐搰"，就是自己亲手做的检查，做完之后本来已经做出了判断，但不旋踵又怀疑其准确性，于是再做第二遍甚至第三遍；或明明已经做过某项检查了，但不旋踵又怀疑未曾做过，于是再做第二遍。

总之，达到了以上四个要求，检查就能简约、有序、迅速。这就是**"快诊第三条"**：快检查。

第五节　快判断

"判断"是根据问诊和检查的结果，再加上诊断学的知识，推断是或不是某病，有或没有某病变。所以，如果问诊和检查都获得了必要的信息，那么诊断学的知识就是点石成金的决定因素。

因为如果没有诊断学知识，只有问诊和检查所获得的那些信息，还是难于判断；而如果有了诊断学知识，经过问诊和检查，判断就水到渠成，瞬间完成。

不过，诊断学知识的积累，是一个"集腋成裘"的漫长过程；而且由于新的疾病不断出现，这个积累，又是一个永无止境的过程。

以上就是**"快诊第四条"**：快判断。

"快诊断"讲完了，现在我做一个总结：

急诊的诊断必须快。而要想快，就必须快启动，快问诊，快检查和快判断，以上简称"快启，快问，快检，快判"。这就是**"快诊四条"**。

医疗工作中，诊断工作最能显示一个医生的智能。而如果一个急诊医生掌握了"快诊四条"，他的诊断因此而神速和精准，那诊断工作就更能显示一个急诊医生超凡的智能了。

由于我们的超凡智能，"诊断"在很短的时间里，甚至在一瞬之间就告完成，于是急诊工作就进入了它的决定性阶段——处置。

不够快捷的急诊　不是真正的急诊 ○

第十三章　三快工作法 3：快处置

"接诊"和"诊断"仅仅是急诊的准备性阶段，"处置"才是急诊的决定性阶段。因为只有你做出了处置，急诊工作的三个"目的"——"解除痛苦，逆转危局，挽救生命"才能达到。而正因为它是决定性阶段，所以它就更要快捷。怎么才能快捷呢？

"处置决断"要迅速。

"处置规模"要简约。

"处置实施"要快捷。

第一节　"处置决断"迅速法

"处置决断"就是决定做哪项处置。这是一个思维的过程，这个过程要想快，其思维就必须正确，所以"处置决断迅速法"，其实就是**"处置决断思维法"**，即我们做决断时的思维。应该遵循以下七个原则：

一、处置第一原则

你一旦接诊了一个病人，一系列的工作就接踵而来，但是你要知道，只有处置才能救其危难。所以我常对初学者说：**优秀的急诊医生，是能够迅速做出处置的医生**。这就是在向他们灌输"处置第一的原则"。

但是他们却常常忽视这个原则。请看：

📖**故事 22**　**心绞痛　拍胸片**

我和一个实习生一起在急诊室值班。他不是我带教的，他的带教老师那天没上班，所以临时跟了我。这个实习生看来很自信，进了诊室在我对面坐下来就给病人看病。我对他的能力不知底细，不太放心，所以我只好一边看病，一边看他。

这时一位老者坐到他面前，说胸疼、憋气一天了。这个实习生给他听了诊，测了血压，又做了心电图，然后就叫病人去拍胸片。

我马上制止了他，我问他：

"胸部听诊发现问题了吗？"

"没有。"他说。

"那拍胸片干什么？"我问，同时拿起了病人的心电图，一看有明显的心肌缺血表现，就对他说："他胸闷一天了，心电图又有心肌缺血表现，按心绞痛留观吧。"

不料，这个青年对我的干预大为不满，抬起头，扬起脸，厉声反问：

"这个人心电图电轴右偏，不拍片怎么知道为什么右偏？"

我真不知道他这是什么逻辑。他可能是刚从心电图室或放射科实习过来的，对那些东西记忆犹新，但是显然对急诊的特点并不知道。那天太忙，我实在没有时间向他解释我为什么制止他给病人拍胸片，就把病人截了下来，送入观察室，卧床，吸氧，做抗心绞痛治疗。几小时后我再到观察室送留观病人时，顺便看看他，胸痛、胸闷已经完全缓解。

那么，那个实习生呢？

我制止他给病人拍胸片时，他就已经愤然而起、拂袖而去了。

这个老人胸痛已经一天了，心电图又有明显的心肌缺血表现，小而言之是心绞痛，大而言之是心肌梗死的前奏。因此这个病人的当务之急不是去拍胸片搞清楚心电轴为什么右偏，而是立即按照心绞痛留观治疗。这个病人如果是心肌梗死前奏，那么他去拍胸片时，就有可能死在那里；如果仅仅是心绞痛，那么也可能会因此而使病情加重，发展成心肌梗死。

二、支持生命原则

急诊工作千头万绪，而且没有一项可以舍去不做，但是你要知道，其中确保病人生命安全最重要！对生命垂危或将要生命垂危的病人，要赶快处置，再做其他。要知道，命之不存，何论其他？

三、急者先治原则

如果你面前有好几个病人，那么谁危险，谁痛苦大，就先处置谁。如果你面前只有一个病人，那么他身上的哪个病症危险，哪个病症痛苦大，就先处置哪个。

四、解除威胁原则

有些病人虽非生命垂危，但已有威胁生命安全的病理变化存在，比如濒休克状态（实战篇第四章第三节【病例 12 】），比如早期脱水，此时应先行解除威胁。

五、对症第一原则

"探明病因之后，再行病因治疗"是治疗学的基本原则，但是急症病人常常有紧急情况不能等待探明病因，这时应先对症处置，切不可在诊断上过多花费时间。

六、不求完全，但求迅速原则

一个急症病人，常常需要多项处置，那么他到底需要多少项处置才足够，一开始我们常常并不知道；即便知道，但限于人手，我们一次也只能给予一项；所以你不要在采取哪些处置上多费心思，不要等到都想全了再实施，而是要**"想到一个，实施一个"**。

在第四章第四节讲"快诊断"时我提出：要不断地拿出一个又一个初步诊断，即对诊断，不求完整，但求迅速。

现在我提出：要不断地拿出一个又一个初步处置，即对处置，不求完全，但求迅速。

七、勿以善小而不为原则

处置有轻重、大小、难易之分。如果重的、大的、难的一时碍难做出，那么轻的、小的、易的应该迅速给予。

比如，一个严重的哮喘病人，应该立即静脉给平喘药，但一时不能马上做到，那就应该先安顿病人上床半卧，这总能立即做到吧？可是有的医生就不做，就让病人站在地上那么喘着。

比如，一个高热畏寒的病人，开药、交款、取药、用药，总得一段时间；而且就是用上药了，体温一时也降不下来；可是给病人找个床位躺下，拿条被子盖上，倒杯热水把退热药喝下去，总能立即做到吧？可是我们谁管过这些事？不都认为是"婆婆妈妈"的小事而不屑为之吗？

故事 23 一块冰糕

一位六十多岁的妇女走进诊室。

"快接诊！"我马上向她投去一瞥，试图在这"初观"之中，做出"初断"。

可是非常遗憾，我未能判断出她得了什么病，因为她步态正常，表情愉快，面带微笑。不过最后我还是做出了一个判断——她可能根本就不是来看病的。

果然，她说不是来看病，是路过这里，顺便进来看看我，并且感叹这么多年了我还在这上班。看来是老相识了，可我却想不起她是谁。

她笑着说："你给我看过病，你忘了，我没忘。"于是在她的提示下，我终于想起来了：

好几年前了，三伏天，中午，烈日当头，酷热难耐，她匆匆进来，面红耳赤，表情紧张痛苦，说不在附近居住，办事路过此地，天太热，突然头胀欲裂，五脏六腑燥热。

经查，体温正常，但血压极高，好在脑血管意外和心肌梗死可以排除，只是需要立即降血压。可是她孤身一人（诊室孤者，第十六章第六节），家又不在附近，交费、取药都得我替她干。

我看见诊桌上放着一块冰糕，那是刚才院里派员慰问一线医生发的，就把冰糕给了她，告诉她别害怕，没大病，就是血压高，先吃冰糕凉快凉快，一会儿取药来就给你降（血压）。她没客气，接过来就吃。我安排她进观察室卧床后，就去交费了。

很顺利，用药两个小时血压就正常了。

"想起来了吧？"她笑着问，并接着说："你那块冰糕可把我给救了！我那天勉强走到这，我不知道哪有医院，打听了好几个人才找着。可是进了这屋我就觉得我快不行了。你说你给我取药去，可我想可能等不到你取来药我就完了。你给我冰糕，我就吃。没想到一吃，脑袋唰一下就凉快了，就不胀了，跟着五脏六腑也都凉快了。"

你们看，一块冰糕就起了这么大作用。所以不要小看这些"轻的、小的、易的"处置，只要它们能解除病人的一部分痛苦，那就派它们快快上阵吧。这是"快处置"的一个重要方面。干急诊，这句话你要知道，那就是：**勿以善小而不为**（《三国志·蜀书·先主传》）。

以上七个原则，我称之为**"处置决断迅速七原则"**，遵循它们，你就能迅速地做出处置的决断。

第二节　"处置规模"简约法

"处置规模"，就是处置的种类、强度和深度。

处置要想迅速落实到病人身上，你拟定的处置规模就必须简约，否则你拟定了一个规模庞大的处置，它落实起来就难能快捷。

"处置规模简约法"就是：如果没有必要，种类上，一个也不多做；强度上，一点儿也不再加强；深度上，一点儿也不再深入。

此外，还有一个问题需要注意：对**非危险急症的处置，也应该简约**。

急诊是一个"窘境工作"，即急诊永远处于窘境之中，也就是人手不足、时间不足和用品不足。这样，如果你处置一个非危险急症时用时、用物过多，一旦下一个病人是个危险急症，那你别说处置他，你接诊他都接不了。所以即使是非危险急症，处置的规模也要简约。至于那些进一步的检查和治疗，你不要"恋战"，应该让病人到普通门诊或专科门诊去进行。

"简约"是一个重要原则，但是目前很多急诊医生受种种情况的掣肘而不能实施。比如为了增加科室经济效益，就不得不对病人做过度和过久的处置。这应该避免。

第三节　"处置实施"快捷法

"处置实施"，就是实施已经决定要做的某项处置。

做什么处置，已经迅速决定了。处置的规模，也拟定得非常简约了。可是如果这个处置迟迟不得实施，那还是枉然。

怎么会迟迟不得实施呢？

一个是"物"的原因，即处置所必须使用的东西你拿不到手，或拿到手了，但不好用，甚至根本不能用。一个是"人"的原因，即你拿到了，东西也好用，可是非常遗憾，你不会用，或用得不熟练。

所以就要确保：

1.急诊用品，必须时刻处于"应急状态"。

"急诊用品"，是急诊所必需的药品、器械和设备。"应急状态"，是急诊用品最佳的备用状态。这个概念第二十二章第四节有专门讲解。

2.操作技术，必须"一会，二熟，三迅速"。

在战场上敌我激烈对射时，枪支有时会"卡壳"。急诊工作有时也会"卡壳"，而且常常是在最后的时刻因为急诊用品和操作技术而"卡壳"。这看似荒唐，却时有发生；而且一旦发生，结果常常是病人不治身亡！第十章第五节的【病例12】"为时已晚！"就是一例。

以上就是"快处置"的全部方法，概言之就是：

决断迅速，规模简约，实施快捷。

第四节　锻造利剑，永远进击！

急诊室和抢救室的工作方法，即"三快工作法"（快接、快诊、快处置），除了两个具体问题"两种检查程序"和"快速查体法"留待第十四和十五章讲授之外，到此全部讲完了，下面做一个总结：

"三快工作法"是急诊医生与死神搏斗的"急诊利剑"，但是你，未来的急诊斗士，不要奢望"弟兄们会把利剑送到你们手上"（普希金《致西伯利亚的囚徒》），这把利剑需要你自己锻造，而且锻造还需要时间。但是只要你一开始就紧紧抓住"三快"，在这方面多用心思、多下功夫，你会比别人更早成功；而你一旦成功，在急诊的角斗场上你就会所向披靡。

最后有一言相赠：

锻造利剑，

永远进击！

不够快捷的急诊　不是真正的急诊 ◯

第十四章　两种检查程序的编制和使用

这是"三快工作法"遗留的两个具体问题的第一个（第十三章第四节）。

为了减少检查的项目，在选择应该做哪种检查时，有两种选择方式：

1. "初断导向"方式。

2. "症征导向"方式。

这两类选择方式，需要两类不同的检查程序。

第一节　两种检查程序的编制

一、"初断导向"的检查程序

首先开列一个常见内科急症病名的清单，然后简明扼要地在每个病名之后写上它的症状、体征、化验及其他辅助检查，最后反复记忆，务使其烂熟于心。

二、"症征导向"的检查程序

首先开列一个内科常见急症的主要症状和体征的清单，然后以这个症状或体征为线索，编制检查程序。下边以昏迷为例编制一个（图 14-1）：

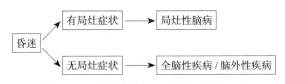

图 14-1　昏迷的"症征导向"检查程序

这个检查程序就是：

对昏迷的病人，先检查有无"局灶症状"。所谓"局灶症状"，就是"局灶性脑功能缺失"，即脑的一个部位的病损导致这个部位所支配的外周神经功能的缺失，比如偏瘫。

有局灶性脑功能缺失，就考虑是脑本身的疾病，而且是局灶性脑病，常见的是脑梗死和脑出血。然后再做能够支持这两个疾病的检查。

无局灶性脑功能缺失，则考虑两大类疾病：

1. 全脑性疾病，比如脑炎。

2. 脑外性疾病，常见的是肺性脑病，肝性脑病，尿毒症昏迷、安眠药中毒，一氧化碳中毒和糖尿病相关性昏迷（低血糖昏迷、酮症酸中毒昏迷、高渗性昏迷和乳酸酸中毒昏迷）。

然后再做能够支持这些疾病的检查。

当然，这个程序也不是诊断昏迷的万应神药。我就见过低血糖昏迷的病人也有偏瘫的，也见过脑血管意外病人全瘫的。任何事物都有例外，所以哪一个检查程序也不可能包罗万象。

在编制程序时要简明扼要，不要繁琐，也不要强求面面俱到。

第二节　怎么使用"初断导向"的检查程序

很简单，只要你能准确地得出"初断"，以下的一切问题就都迎刃而解了。请看下面这个病例。在看这个病例前，大家应该先复习一下我在第十二章第二节里讲的"诊断始于望诊"，以及"初观"和"初断"。

📖 病例 13　几秒钟得出的"初断"

上午八点多钟，一个青年男子抱着一个中年男子闯进急诊室，这个病人一手搂着青年男子的脖子，一手搂着他的肩，而两条小腿则无力地耷拉着。

青年男子不跟任何人说话，也不回答导诊护士的问话，一进诊室就抱着病人往诊床快步走去，然后就把病人放到诊床上了。

经过对这两个人（不仅要观察病人，还要观察其陪伴者）这几秒钟的"初观"，我脑子里已经"闪"出了"初断"——低钾血症。

青年男子把病人放下之后，就转过身来朝着我要跟我说话，但气喘吁吁地说不出来。我就问他：

"腿不能动了？"

"不能动了。"

"什么时候？"

"一早晨。"

"以前犯过吗？"

"犯过好几回了，输点儿液就好。"

我马上让护士抽血送检电解质，然后做心电图，显示：T 波低，U 波高。

不等化验回报，我立即按低钾血症留观，并立即开始静脉输入氯化钾。一小时后化验回报，血清钾 2.1 mmol/L，低钾血症诊断确立，我马上加大了氯化钾的浓度。当天下午病人双腿就能活动了。

我是怎么在几秒钟之内就得出了正确的"初断"的呢？

我在第八章第二节里讲过，诊断首先是形象思维。我这么快得出正确的"初断"，主要依靠的是病人的"形象"。

形象——观察、贮存、归纳

此前我已经见过很多低钾血症病人的形象了，不仅见过躺在病床上已经被别的医生诊断出来的，还见过刚刚被人抱进急诊室的。换言之，低钾血症病人被抱进急诊室的那一刻的形象，我已经见过很多了。

我很重视病人的形象，我认为形象是诊断的第一线索。为此，我十分留心观察各种病人的形象，我称之为**"观察形象"**。不仅如此，我还十分留心记忆各种病人的形象，我称之为**"贮存形象"**。不仅如此，我还对这些形象做了归纳，即哪种形象提示哪种症状、哪种体征、哪种疾病，我称之为**"归纳形象"**。

形象——对比

这样，当我在急诊室值班时，我把归纳的形象与我所观察到的病人形象一对比，"初断"就出来了。当然其间也需要形象之外的一些知识，比如症状学知识、逻辑学知识、社会知识。

下面把这个低钾血症病例中的这一对比过程概述如下：

低钾血症大多发生于清晨，所以病人到达诊室多在早晨八九点钟。符合。

低钾血症大多发生于男性青壮年。符合。

低钾血症是对称性软瘫，而且常常首先发生于下肢。符合。

低钾血症的发作与劳累和进食不好有关。这两个人从装束和外貌上看都像是打工仔（后来证实确实是打工仔），而打工仔大多工作劳累、进食不好、休息不好。符合。

低钾血症发作之初虽然下肢瘫痪，但是上肢以及神志大多正常。该病人被抱入诊室时，神态自若，手臂有力地抱着男青年的脖子和肩膀，只是双腿下垂无力。符合。

低钾血症大多反复发生。这个青年抱着病人进入诊室后就往诊床跑，不问任何人就把病人往诊床上放，显然是急诊室的常客。符合。

不过以上这六个对比，那天并不是像我现在讲的这样逐条对比的，我这样讲，是为了让大家理解；其实那天我的这六个对比，是齐头并进、瞬间完成的；更准确地说，我根本就没有对比，完全是凭着病人的形象做出"初断"的，即第三章第八节讲的**"直觉判断"**。

有了低钾血症的"初断"之后，就要用"初断导向检查程序"去问诊和检查了。

这时的问诊，其实就是"核对"，即把低钾血症的主要症状拿出来，问问病人，看看都具备不具备，我称之为"对号入座"。这种问诊由于是在"初断"导向下进行的，所以能够非常简约，那天我只发三问，病家只做三答，费时不到十秒。

这时的辅助检查也非常简约了，只检查最能支持低血钾的两项：血清钾和心电图。

第三节 怎么使用"症征导向"的检查程序

上边那个病例，是一个非常成功的病例。但是非常遗憾，并不是所有病例的"初断"都能像上边那个那样一瞥而知。

有的病人经过几秒钟的"初观"之后，看不出是什么病。

有的病例你经过"初观"之后，虽然有了"初断"，但是后来的问诊和检查却推翻了你的"初断"。

如果遇到以上两种情况，那就应该采用"症征导向"的检查程序了。使用这种程序时要紧紧抓住症状和体征，然后看看哪些疾病有这样的症状和体征，我称之为"顺藤摸瓜"。下边举一个病例。

这个病例不是我诊断的，我只是从旁观察。我在第七章五字学习法的第十二节里讲过一个学习方法，叫作**"旁观观察"**，所以下面这个病例，除了是"症征导向检查程序"的实例之外，也是"旁观观察学习法"的一个实例。

📑 **病例14** 脑血管意外?

一个初秋的晚上，我和B医生一起在急诊室值班。突然，急诊室的门被推开，一群人推着一辆平车涌了进来，车上平躺着一位老年妇女。

"背抱抬推！心脏骤停警报！"（实战篇第一章第六节）

我马上过去观看。只见老太太面皮"白嫩细腻"；双眼"微眯"，但无注意力；全身一动不动，但是有呼吸：不是心脏骤停，像是昏迷。

其实至此，我的"初断"已经出来了。但是这时我忽然发现A医生也在人群中，不过没穿白大衣，她从人群中走过来跟B医生说："这个病人是我的熟人，刚从家里把我找来，我看了，可能是脑血管意外，先做个脑CT吧。"

由于A医生把病人给了B医生，所以我的"初断"出来了也无用武之地。

不过这恰好给了我一个机会来做我心爱的**"旁观观察"**：

我看着B医生给病人查了体，结果血压、心、肺都正常，既没有偏瘫，也没有病理反射。查体过后，B医生就给病人开脑CT检查申请单。我就趁这个机会问病人的家属：

"有糖尿病吗？"

"有。"

"吃降糖药吗？"

"吃。"

"吃什么降糖药？"

"优降糖。"

"怎么吃呢？"

"一天三次，一次两片。"

"今天吃了吗？"

"吃了，早晨、中午都吃了。"

"什么时候发现昏迷的？"

"下午五点多钟。"

我于是提醒 A 医生："是不是低血糖啊？"。

A 医生说："不像，还是查脑 CT 吧。"

于是 A 医生指挥着那群人又把病人推了出去。半小时后，检查完脑 CT，A 医生又指挥着那群人把病人推回了急诊室。

稍顷，脑 CT 报告：未见异常。

A 医生这时才重视了我的提醒，马上嘱 B 医生抽血验血糖。结果证实确是低血糖。马上静脉注射高渗葡萄糖，病人旋即苏醒。

我是怎么"想到"了低血糖的呢？

这得先讲两个新概念："糖尿病面容"和"低血糖昏迷面容"。

"糖尿病面容"

这个老太太一进屋我就看到了她的那张脸——面皮"白嫩细腻"。

请大家注意：一些年深日久的糖尿病病人，由于长期皮肤营养不良而致皮肤菲薄，他们的面皮就显得"白嫩细腻"，我称之为**糖尿病面容**。

但是这种"白嫩细腻"与少女少男们的"白嫩细腻"不同——糖尿病的"白嫩细腻"看上去不像少女少男们那么健康。这种微妙的差异，需要仔细观察才能掌握。但是一旦掌握了，你的"检查武库"里，就多了一件发现糖尿病急症的"利器"。

"糖尿病面容"对急诊医生非常重要！

在平诊，如果医生看不出来"糖尿病面容"，并不要紧，因为可以问病人，甚至病人会主动告诉医生他有糖尿病。但是在我们急诊，就不行了。因为急症病人中有些人有意识障碍，这些意识障碍多见于脑血管意外、一氧化碳中毒或安眠药中毒，但糖尿病也有可能，这就需要问糖尿病病史。但是这些意识障碍者，你不能问，他不能讲，如果恰好病人身边又没有家人和熟人可问，这时，"糖尿病面容"对诊断就非常重要了！

关于"糖尿病面容"，在实战篇第十章第二节的【病例34】里我还要讲，现在不赘述。

"低血糖昏迷面容"

我经过多次观察发现，低血糖昏迷病人多数不是双眼紧闭，而是双眼"微睁"，就像是那些"露眼精"们睡觉那样。

所谓"露（音同漏）眼精"，是民间给那些睡觉时双眼微睁人士们起的一个俗名，民间认为这种人士是一种警惕性很高，又具有特异功能的"人精"。因为警惕性很高，所以他对他周边的人和事都极不信任和极不放心，以致睡觉时都得双眼微睁、时刻提防着；因为有特异功能，所以他虽然睡着了，也能发觉身边的异动和异常，必要时能够随时醒来处置。

请注意：**医生不能只看书本，不看社会；不能只研究病，不研究人；社会上的一切，人身上的一切，对医生都有用；这一切，你平时都要注意采集和收藏，到时，它们不知道哪个就会出来帮助你。**

低血糖昏迷病人既然有一些是双眼微睁，那我就视此为低血糖昏迷的一个诊断线索，并进一步把它当做**"低血糖昏迷面容"**。

两个新概念讲完了，下面书归正传：

由于我一眼就看出"糖尿病面容"和"低血糖昏迷面容"来了，所以如果是我接诊这个病人，我会马上采取"初断导向检查程序"——验血糖，诊断马上就会出来。可是接诊的是 B 医生，B 医生又听命于 A 医生，A 医生又认为是脑血管意外。于是我就不得不采取"症征导向检查程序"（本章第一节）做一番推理了：

首先，我从旁观察到，这个病人经 B 医生检查并无偏瘫，因此我的检查思维就朝向了全脑疾病和脑外疾病。

可是老年人患全脑疾病的很少见，而且全脑疾病鲜有突然昏迷的，根据"小概率事件实际不可能原理"（第三章第三节），全脑疾病暂且排除。

而老年人患脑外疾病引起昏迷的却较多，于是就顺着这条"藤"往下"摸瓜"。

这条"藤"上"瓜"可不少：肺性脑病、肝性脑病、尿毒症昏迷、安眠药中毒、一氧化碳中毒、糖尿病酮症酸中毒、高渗性昏迷、低血糖等，一大堆呢。

是否逐一检查呢？

不是。

这个病人既然是 A 医生的熟人，如果她有肺、肝或肾的慢性疾病，A 医生不会想不到，所以暂且排除。至于一氧化碳中毒，由于是初秋，天津尚未进入采暖期，也可以排除。至于糖尿病酮症酸中毒昏迷和高渗性昏迷，也是小概率事件，也暂且排除，这是一个"排除法"的逻辑推理。

现在基本只剩下安眠药中毒和低血糖了。

是哪一个呢？

是低血糖。

怎么不是安眠药中毒呢？

我没有证据说她是或不是安眠药中毒，但我知道她是糖尿病病人，知道她当天已经吃了两次效力很大的降糖药，而且知道她是在晚餐前（餐前最容易发生低血糖）突然昏迷的。我有这么多证据，怎么还要考虑安眠药中毒呢？

经过"症征导向"这样一番推理，结果也是低血糖昏迷。只是这样一推理，浪费了很多时间，不如"初断导向"快。

其实 A 医生用的，也可以视为"症征导向"，但是她没有注意到病人没有局灶症状，做了脑 CT，浪费的时间更多，完全不符合急诊工作对"快捷"的特殊要求。

从以上这两个病例可以看出，只要选好检查程序，问诊、查体和辅助检查就可以非常简约，甚至可以单刀直入，击中要害；赢得时间，救人活命！

不够快捷的急诊　不是真正的急诊 ○

第十五章　快速身体检查法

这是"三快工作法"遗留的两个具体问题的第二个（第十三章第四节）。

"快速身体检查法"是六种快速查体法的总称，以下逐一讲解。

第一节　快速叩听法

叩诊和听诊看上去并不费时，但是如果你的危险意识和救援意识很强，你急于为你的病人争分夺秒，那你就会嫌它太慢。

"一处三叩听"

急诊室里的查体，不能慢慢腾腾，应该做到"一望、一触、一叩、一听、一嗅即知"。

但是很多医生做不到。比如胸部叩诊和听诊，大多是在一个位置上连叩三下，再移到另一位置上连叩三下；听诊亦然，我称之为"一处三叩听"。甚至有人还会不厌其烦地"一处六叩听"呢。

"一处一叩听"

其实叩诊在一个部位只叩一次足矣，无需再三。叩诊的理论根据，是内脏的病变能够引起叩诊音响和手感的异常。鉴于内脏的病变一旦形成，就会持续一段时间，不会瞬息万变，所以在同一位置上，你叩一下是这个声音和这个手感，你马上叩第二下、第三下，肯定还是这个声音和手感，所以你叩的这后两下就毫无必要。因此在大多数情况下，一点之上只叩一次足矣。我称之为"一处一叩"。

听诊亦然。即在一处只听一次吸与呼。我称之为**"一处一听"**。

以上合称**"一处一叩听"**。

体检技术低下

那么这些医生为什么一定要叩听三次呢？

首先是他们的叩听技术低下，不再三为之不敢相信。

可是我见过一个会计，彼时尚无点钞机，他点数钞票，不管是多厚的一沓，只点数一遍，而且是那种"飞流直下"一般的、令人目不暇接的点数，让人惊叹。问其诀窍，他说你把每一张都数准了，就行了。

数一百张，就有一百次数错的可能；可是他把每一张都数准了，他数错了的可能就是零，他就敢于相信自己数的结果。

所以你叩听的技术必须天天磨练。

心理障碍 1：不相信第一次

可是很多医生的叩听技术已经很好了，一次就听清了，他们还是"一处三叩听"。因为他们不相信第一次听到的声音，他们总觉得第一次叩听的结果不可靠，只有第二、第三次才可靠。其实不相信第一次，试之再三而始信，是人们普遍存在的一种心理障碍。

说到心理障碍，有人会问：我们是医生，我们又年轻又健康，我们怎么会有心理障碍呢？

怎么不会有呢？正因为你年轻，你才容易有心理障碍。"不相信第一次"确实是一种心理障碍，而且除此之外人们还有很多其他的心理障碍。这些心理障碍，对于一个常人的平庸生活并无大碍，但是对于一个急诊医生的这种与死神争分夺秒的非凡工作，就干扰颇多。

你想要成为一个优秀的急诊医生吗？

那你就应该承认自己有那些心理障碍，并去逐一克服它们。以后我还要讲几个其他的急诊心理障碍。

第一次最可信

我们根深蒂固地认为，第一次叩听的结果不可靠，只有第二、第三次才可靠。但其实恰恰相反，第一次的可信性远比第二、第三次强。

因为人在辨听一个音响的正异时，第一次听到时最能敏锐地发现其异常；而再三再四地辨听时，反而不辨其正异了。这有书为证："入鲍鱼之肆，久而不闻其臭。"（《孔子家语》）

还有，人在无意识地听到一个声音的异常时，最能做出正确的判断；而有意识地去辨听，尤其是有意识地再三辨听，反而会因为"意识"的诱导或干扰，而最终以错误的判断取代第一次的正确判断。这也有书为证："无心插柳柳成荫，有心栽花花不开。"（《名贤集》）

"不相信第一次"的害处

由于"不相信第一次"，所以我们就总是不认真做第一次叩听，也总是不高度注意你的第一次叩听所得到的手感和音感。这样，久而久之，我们的第一次叩听，实际上就成了一个对于诊断不具有任何实际意义的多余的活动。而这个多余的活动，就浪费了病人宝贵的，甚至是赖以得救的时间。

怎么练就"快速叩听法"

1.练就高超的查体技术　要反复磨炼叩诊和听诊的技术，练得"一叩即知"和"一听即知"。

2.培养良好的心理素质　要克服心理障碍，认真做好第一次检查，并且坚决相信第一次检查。

"快速叩听法"的实质，就是与死神赛跑。急诊医生应该永远具有这样的一个意识，那就是一旦一个急症病人来到你面前，你与死神的一场竞赛就鸣枪开赛了。而这"快速叩听法"和下面我将要陆续向你传授的其他快速检查法，就是你超越死神的一个个"博尔特式"的快捷步伐。

人有巨大的潜能

我强调要练得"一叩即知"和"一听即知"，可是很多人问，这可能吗？

可能。因为每一个人在感觉上都有巨大的潜能，只不过还没有被你开发出来。只要认真磨炼，你的感觉就会十分敏锐和十分准确。

讲到这里，我又想起了一件往事：

📖 故事24　李教授的手和耳

我是在天津的一家医院做的毕业实习。其间，学校派出了一个由几位教授组成的小组前来做短期视察和临床教学。

教授小组的到来，立即在这家医院引起轰动，一时找教授会诊者众。其中一位孕妇因为肚子太大，怀疑是双胎，但当时还没有B超，产科不能确定，就请了我们学校的李教授会诊。

李教授是吉林省的著名产科专家，终身未嫁，把全身心都献给了产妇们，深受同学们爱戴，会诊时同学们都去观摩。

李教授触听之后断定：双胞胎，一男一女，男大女小，而且分娩时，男婴将首先娩出。李教授让我们在分娩后，把结果写信告诉她，而且强调一定要如实告诉她。

结果，分娩时全都应验！

人确实有巨大的潜能，李教授专心实践，把它开发出来了；我们也专心实践，它开发不出来吗？

除此之外，这个故事还有一个"看点"，那就是李教授的"自我追踪观察"（第七章第十节），即一定要看看自己的判断对不对。已经贵为著名专家了，还要学习，还要"追踪观察"，而且是"追踪观察"自己诊断的正误。

第二节　快速心率／脉率检查法

测心率和脉率是急诊医生使用频率最高的两种检查，所以最应该使其快捷。

"心／脉率明测法"

平诊医生或病房医生，测心率或脉率时要看钟表，我称之为"心／脉率明测法"。由于他们的时间充裕，他们一般需要测半分钟，甚至一分钟。

"心／脉率盲测法"

但是急诊医生的时间永远不够，尤其是在急诊高峰或病情紧急时，别说一分钟，就是几秒钟都嫌过长。

我的做法是：只听心搏或只摸脉搏，不看钟表，而且只听 3~5 个心搏或只摸 3~5 个脉搏，我就能知道其心率或脉率，且与"明测"的数值相差无几，我称之为**"心／脉率盲测法"**。

当然，盲测的数值是一个粗略的数值。但是对大多数病人，这个粗略的数值已经足够。不过，如果盲测的心／脉率处于临界值，比如60次／分或100次／分上下，临界于心动过缓或过速，此时如有必要且有时间，就应该明测一次。

怎么练就"心/脉率盲测法"

你先不看钟表，只听/摸5个心/脉搏，粗略估计一下心/脉率；然后明测1分钟，测得精确的心/脉率；之后两相比较。这样反复练习，就能练成。

"心/脉率盲测"需要经常校对

需要提醒的是：你练成了，盲测得很准了，可是过一段时间后，你会发现又测不准了，你想到的数值就会偏离其真实的数值。怎么办？

这就像时钟校准之后过一段时日还需要校对一样，盲测也需要校对，即每过一段时日，先盲测一下，再明测一下，就准了。

第三节　快速体温检查法

体温，是反映病情的最敏感信息，而且又是最容易采得的信息。所以一个优秀的医生会非常重视体温的高低。

体温的"普测"

每个病人都测体温，我称之为"普测"。其做法是，病人在诊室外候诊时先测体温，然后进入诊室就诊。

这样做，是基于逻辑学的"二分法（dichotomy）"。

根据"二分法"，疾病可分为两类：发热性疾病和非发热性疾病。由于发热病很少，非发热病很多，这样，如果我们知道了一个病人正在发热，那我们下一步就只在发热性疾病中搜索诊断，搜索范围就大为缩小了。不仅如此，由于病人就诊时大多都还会告诉你一些症状和体征，这样，我们下一步的疾病搜索范围就更小了；甚至有时仅凭发热，再加上这些症状和体征，初步诊断就出来了。比如低热伴喷嚏、鼻塞和流涕，即可拟诊为感冒。

所以体温"普测"是我们那些可敬的先辈们的智慧。

发热漏诊，不可原谅！

现在内科门诊已经不"普测"了，可是我们急诊科却想"普测"，因为在急症之中有相当一部分是发热性疾病。但是我们"普测"不了，一次腋下测温，需时十分钟，别说在急诊高峰，就是非高峰时段，也难实施。

于是发热就会漏诊。

但是发热是一个重要的症状，它对诊断有重要的提示作用，而且检出又非常简单，所以**发热漏诊，不可原谅**！

"体温盲测法"

发热漏诊不可原谅，而"普测体温"又难以实施，那怎么办呢？

我有一个办法——"体温盲测法"，即把食指和中指的指背轻轻贴在病人前额之上半秒钟，从而测知有无发热。

采用这种方法，37 ℃以下的正常体温和 38 ℃以上的发热都不必说了，就是 37.5 ℃左右的低热，我也能够测知。

怎么练就"体温盲测"

这和练"脉率盲测"相似，先摸一下病人的前额，感觉一下病人的体温；再用体温计精测一下，看看读数。对每一个病人都这么先盲测，后精测，大约一两个月下来，即可练就。

"体温盲测"需要经常校对

"体温盲测"练就之后，也不能保证永远准确，所以每隔一段时日，就需要校对校对。即先盲测一下，再精测一下。

何为"精测"呢？

体温的"精测"

所谓"精测"，就是使用体温计精确测量。

这还需要讲吗？

需要，因为现在的医生和护士用水银体温计测出来的体温，大多都低于病人的真实体温。其原因是他们并不确知体温计测温的正确方法。加之精测又是盲测的"校准器"，所以这个问题一定要讲。

测温怎么才能"精确"呢？

1. 夹要正确　把体温计的水银头斜向上顶在腋窝顶部。把夹体温计的上臂紧贴在侧胸部，另一只手抱紧夹体温计上臂的三角肌。

2. 时要足够　水银体温计要夹足十分钟。不足，测得的读数将低于真实体温。但夹表时间过长，上臂肌肉长时间紧张就会生热，测得的读数将高于真实体温。

精测一定要测准。因为我们是用精测来练习盲测和校准盲测的。

发热漏诊的原因

发热在急诊室里容易漏诊，低热尤其容易漏诊。漏了发热，那自然是把病人归入"非发热性疾病"，于是就从"非发热性疾病"中挑了一个作为诊断。稍后，低热变成了高热，我们才知道发热漏诊了，才知道原来的那个诊断也错了。

发热漏诊的原因有：

1. 病人不自知发热，医生没"想到"发热，结果既未盲测，也未精测。

2. 医生想到了，但病人否认发热并拒绝接受测温，医生又未坚持测温。

3. 病人接受盲测了，但医生未测出。

4. 病人接受精测了，但是测量不准确。

其中最重要的是医生没"想到"。

我在第三章第二节讲过急诊思维的特点是：医生总是先想到病人可能得了某一个病，然后才做相应的检查。测体温亦然。

那么我们看到病人什么样子的外观，就能"想到"发热呢？

那就是诊断学上的"发热病容"。

"发热病容"

但非常遗憾，我们的《诊断学》教科书对"发热病容"具体是个什么样子，语焉不详。

怎么办？

自己观察，自己总结。我经过多年观察发现，其实发热病容多种多样：

有的面色潮红，有的却面色苍白，尤其是在其畏寒或寒战时。

有的兴奋不安，更多的却萎靡不振、疲惫不堪、无精打采，尤其是低热时。

有的鼻翼扇动，但大多数并不扇动，尤其是低热或肺脏并无受累时。

有的有口唇疱疹，但绝大多数没有。

高热有表情痛苦，但中热就没有，而低热甚至表情自然。

其中"萎靡不振"为低热、中热和高热所共有，只要你有一双"鹰的眼睛"（第九章第一节），就能在第一时间发现它。

此外，还有一个现象，很有价值，但却被很多医生忽视，那就是"衣着失常"：在畏寒时，或病人为求降温而有意促使发汗时，往往会不合时令地、不合习惯地多穿衣服或穿厚衣服，甚至有蒙头盖脸、身披棉被前来就诊之奇象。

这种"衣着失常"，常常使我在病人甫入诊室，就能"想到"发热。

"发现发热三步骤"

我很少漏诊发热。我何能如此呢？

我借鉴了中医：

中医在诊断上是高明的，他们很早就知道"望闻问切，四诊合参"，即不能仅凭"一诊"做诊断，要把这四诊的结果互为参考，做出的诊断才较为准确。

于是就有了我的**"发现发热三步骤"**，即**"望问切，三合参"**。

在第十二章第二节里我讲过，对每一个进入诊室的病人，只要可能，我都要先对其进行"初观"。这"初观"，就包括看看病人有无"发热病容"。这就是"望"。

如果有发热病容，或虽无，但估计可能有发热，都要问问有无发热的症状。这就是"问"。

不论有无发热病容，也不论病人回答有无发热，只要估计可能有发热，都先行"体温盲测"。这就是"切"。

以上三诊合参，判断有无发热。如果判断有发热，且需要精测时，即行"体温精测"。

第二次"盲测"

在行"体温精测"时，我一定亲手把体温计放在病人腋下。一是确保病人夹表正确，二是在手伸入病人衣内时再做第二次"盲测"。这次盲测内容有二：

1. 手伸入病人衣内送表时，如果手接触到病人皮肤，应该顺便感知一下皮温。这很重要，因为衣服下面的皮温比前额的皮温更接近病人真实的体温，所以这次"盲测"比第一次准确。

2. 感知一下病人衣内空气的温度，尤其是中、高热时病人衣内会有一种热烘烘的感觉。

然后监督病人夹足十分钟。

第三次"盲测"

当测完体温，把体温计从病人腋下取出或从病人手里接过来时，我还要对体温做第三次"盲测"：

当你从体温计盒里取出一支体温计时，你的手会感到体温计是凉的；可是这支体温计在病人腋下夹了十分钟后，你从病人腋下取出或从病人手里接过来时，你的手会感到表是温暖的；而这个"温暖"的程度，在不同热度的病人，会有所不同。不过要注意：一定要把表立即拿到手，否则过一会儿它就会凉了。

对此，很多医生因为粗心和触觉不灵而并不知道。但是我一拿到表，尚未读数就能知道有无发热，甚至就能知道是高热还是低热。

有人会说，通过触摸体温计来判断有无发热和热度高低，只是一个"雕虫小技"，并无多大价值。

不对。

如果你练就了这个技能，那么你在发热病容、体温盲测和精测之外，就又多了一个病人正在发热的信息，你的发热诊断将因此而更为准确。对于诊断来说，病人的信息"多多益善"。

此外，我讲这个技能，还有一个目的，那就是想让青年急诊医生知道：人的手感，经过实践的磨炼，能够敏锐和精确到何种程度。

加做"脉率盲测"

如果盲测是发热，但精测却低于 37 ℃，那就提示可能是精测不准。这时应该加做"脉率盲测"，以增加一个提示发热的证据。因为发热时脉率快（体温每升高 1 ℃，脉率约加快 10 次 / 分），脉率快提示发热。可是如果"盲测"的脉率不快，就提示精测体温可能不准，那就得重新精测。

从见到病人第一眼到现在，经过这样一步步做下来，发热在我面前就无法匿形。

第四节　快速心电图检查法

凡做心电图，大多病情紧急。而做一张心电图，顺利也需时 5 分钟，不顺利有时需要 10 分钟，所以要快。

慢在了哪里？

1.导线太乱　做完心电图后，电极和各条导线一团乱麻般地往心电图机上一扔，好像此后永不再做了。可是在急诊室，做心电图一天不知凡几，结果再做时，就得先行解开和理顺。这一解一理，少说也得 3 分钟。

2."一指禅"　仅以一手之一指操控机器。可是我们是长着两只手和十个指头的啊。

3.先做后看　做时不看图，做完之后才看。这就是我在第三章第十三节里讲的我们的处置思维容易犯的毛病："能往后推，就往后推"。本来在做图时，完全可以一边做图，一边看图，做完了，也看完了，符合"三快工作法"；但是不看，非要推到做完后再看，这不就慢了吗？

快速心电图检查法

1.双手操作　如果某种类型的心电图机需要按很多键才能完成一次心电图检查，那么就要双手同时操纵，即左手操纵左边的键，右手操纵右边的键。

2.多指操作　用左手各指分别敲击左侧各键，右手各指分别敲击右侧各键。

3.边做边看　一边敲键，一边看图，做完看完；只在必要时，才在做完之后再全图复看，或局部复看（即只看没看清之处）。

4.做完整理　10 根导联线彼此分开，不得纠缠。上肢电极夹子夹在放置心电图机的治疗车的左侧护栏上，下肢电极夹子夹在右侧护栏上。胸部电极吸球按 1~6 的顺序横放在机器上。这样放置，各电极与检查时它所要安置的部位都最近，可以加快下次的检查速度。

第五节　同步查体法

"心率盲测法"可以大大缩短检查心率的时间。其实"心率盲测法"的好处不仅止于此。

"心率盲测法"的另一个好处

医生有了心率盲测能力，还可以使心率检查不必单独进行，而是可以与别的体格检查一并进行，从而加快整个查体的速度。

比如，一个病情危急的病人，医生必须测血压、听心率、听心律，三项分别检查，费时不少。可是如果有了"心率盲测"能力，他就可以在测血压的同时，一并测知心率和心律。因为在测血压的大部分时间里，都能听到脉搏。

又比如，在听心音的强弱和杂音的有无时，同时听心率、心律，以及呼吸音和啰音。

同步查体法

我把这种为了缩短查体时间而把几项不同的体格检查同时进行的查体方法，叫作"同步查体法"。

这种方法不仅适用于听诊：

"望触叩听"四诊之中，"望"只需用眼，"触、叩"只需用手，"听"只需用耳，这样，四诊就可以同时进行。比如，当怀疑心脏停搏而触摸颈动脉时，可以同时查看神志、面色、唇色和有无呼吸动作（我将在实战篇第一章第十四节详解）；再比如，做腹部触诊，可以同时查看腹部的外观和腹部皮肤有无黄染、皮疹和出血点。

此外，在做所有检查的同时，嗅取病人身上的气味；在远距离对病人做全景式望诊时，同时注意某一局部；在近距离做某一局部望诊时，同时注意其附近的其他部位，等等，都是"同步查体法"。

一心多用

看到这里有人会问，这岂不是"一心二用"了吗？这样做能保证检查的质量吗？

在一般情况下，确实"一心不可二用"。但是急诊可不是一般情况，急诊是快速的诊疗工作，它要求急诊医生一心能够"二用"。

这不是过高的要求，事实上今天战斗在急诊火线上的一些优秀的急诊医生，他们不仅一心能"二用"，甚至还能"三用""四用"，以至"多用"呢。在爆满的急诊室和观察室，他们眼观六路，耳听八方；在一个狭窄的时段里，他们同时发现和处置着多个紧急情况。

对于一个急诊医生来说，"一心多用"是极其宝贵的能力。而且也就是在这一点上，我们急诊医生使其他医生不能望我们的项背，并使自己的职业技能闪烁着耀眼的光芒！

第六节　永远做一个出类拔萃的人！

六种快速身体检查法全都讲完了。这六种身体检查，此前大家都会做，现在讲的只是怎么使它们快捷起来，也就是把我们已有的技能，提高到一个新的水平。

求精　拔萃　作人杰

古之君子认为，自己每天都应该有所刷新。对此，曾子在《大学》里有三个引证：

汤之《盘铭》曰："苟日新，日日新，又日新。"其意是：你别老在澡盆里洗你的皮肤啦，快去刷新刷新自己的心灵和学业吧！

《康诰》曰："作新民。"其意是：你要做一个弃旧图新的人！

《诗》曰："周虽旧邦，其命维新。"其意是：周国虽然已经建国很久了，但它还把刷新自己作为唯一的目标。

最后他总结："是故君子无所不用其极"。其意就是：君子为了刷新自己，不惜作出最大努力。

我认为，君子包括我们急诊医生。所以我们在技术上，就不能甘做"陈陈相因"的"太仓之粟"（陈年的谷子）(《史记·平准书》)，而应该做"日日新，又日新"的"新民"。

为此：

在技能上，要精益求精。

在同行中，要出类拔萃。

生当作人杰，死亦为鬼雄！（宋　李清照《夏日绝句》）

天下之恶皆归焉！

虽则如此，可是"求精拔萃作人杰"要吃很大的苦，于是很多人就不学习，不进步。

这样是舒服，可是你要知道：医疗工作是一个高技能的工作，在这个职业圈子里，历来是"能者受尊重，不能者受鄙夷"，将来也永远是这样。

一个医生因其种种"不能"而遭身边同行的鄙夷，这已经让人很难堪了；可是你还要知道，你的种种"不能"，还会使很多更不好的事来到你身边呢。

因为你在河之上流搏击，你身边是激流，是清凉，是纯净；而你在河之下流漂泊，你身边是死水，是混沌，是污浊。

子贡有言："君子恶居下流，天下之恶皆归焉。"（《论语·子张》）其意就是：你千万不能甘居下游，如果甘居下游，那么你将来就会遭逢天下的一切坏事、倒霉事和烦心事。

以上是子贡说的，而我要告诉你的是：在医院里，如果你甘居下游，那么你越到以后，这些倒霉事、烦心事、闹心事，就越多！

恐怕不能晋升、被调离、被下课、被炒鱿鱼，都包括在内！甚至本来不是你的过错，到时候屎盆子、尿盆子都往你头上扣！因为人们习惯于"墙歪众人推，鼓破万人锤"。

你初出茅庐，前程似锦，你肯定不愿意将来在这个圈子里落得这么个悲惨处境，那就赶紧扔掉甘居下游的想法，"永远做一个出类拔萃的人"吧！

急诊医生个个要牢记 ◯
三快工作　十项注意

第十六章　急诊医生的"十项注意"

急诊室工作法，即"三快工作法"，你已经学完了。这是不是就足够了呢？

不够。急诊室的工作非常庞杂，除了"三快工作法"，还有很多事情你要注意。这就像一个解放军战士，只牢记"三大纪律"还不行，还得牢记"八项注意"一样。然而急诊医生需要注意的事情太多，八项可不够，起码是十项，于是我称之为急诊医生的"十项注意"。下面分而述之。

第一节　注意"班前准备"

"班前准备"就是在接班前，必须对一些重要的急诊用品，尤其是抢救用品，进行一次检查和整理。

它们是：气管插管、心电监护机、心电图机、吸痰器、电源。检查和整理的方法见第二十二章第四节。你的班前准备工作的时间有限，所以你的检查和整理只能是简略的。

此外，你诊桌上和你身上的急诊用品也应该检查和整理一下。

在"班前准备"上我有过教训。请看：

📖 **故事 25** *一次也不能省略！*

急诊室。中班。上班时晚了一点儿，一到诊室就到了该接班的时候了，因此没来得及做"班前准备"。接班之后病人就接踵而至，更没有时间检查抢救用品了。

看病过程中我看到病人都顺利地做了心电图检查（护士做），显然心电图机没有故障。可是后来发现心电图显示的心率明显比我听到的快，我以为是我听诊有误，就没有（其实也根本没有这个时间）检查心电图机。

21 点一过，病人少了。这时有个病人需要做心电图，可是护士恰好不在场，我就给病人做，这时我才发现走纸速度太慢。我以为是电不足，就把机器推到抢救室去充电。

21 点 25 分，快要下班了，突然四五个男子抬进一个老头儿。病人面色苍白、烦躁不安、呻吟作喘。一听诊，心律不齐。马上把心电图机推过去，结果这次更糟，一按走纸键，纸竟一动不动。这时我才知道不是电不足，是机器发生了故障。我赶紧快步跑到观察室去抱另一台。

观察室近在咫尺，往返不过 20 秒，可还是晚了。心电图机抱来后，在接导联线的时候，病人突然头向下一垂，不出声了。我马上意识到是心跳骤停。

这件事告诉我：

1. 急诊室任何时刻都可能有最危急的病人到达！
2. 抢救设备往往会在病人危急时发生故障！
3. 抢救用品必须时刻处于最佳的备用状态！
4. 班前准备工作不可一次省略！

📖 故事26 不要侥幸！

急诊室。夜班。那些天天气一直不冷不热，急诊医生都知道这种天气危重病人少。尽管如此，接班时我还是检查了气管插管的用品。结果发现，气管导管的导丝没了。

我们急诊室里的气管导管与导丝是彼此分开独立包装的。这样，如果用后不及时补充，就会发生这种事。本来，如果能严格按照"抢救用品的应急管理法"（第二十二章第四节）来管理抢救用品，就不会发生这种事。可是你接班前怎么能够知道上一班的护士是怎样管理的呢？所以才必须做抢救用品的班前检查。

没有导丝就等于没有导管啊！

快找！但遍寻不获。

气管导管是呼吸心跳骤停病人的生命线，而导丝又是气管导管的生命线，没有怎么行？今天夜里可能没有呼吸心跳骤停的病人来，可是万一来了怎么办？

我的原则是：面对抢救用品的最佳备用状态和侥幸，我要最佳的备用状态，不要侥幸。

而且我预感到，今天夜里很可能有呼吸心跳骤停的病人来。于是马上派护士到电工室要来一根铜丝代替（当然是灭菌消毒后备用）。果然，夜里就来了一个心跳骤停病人。

急诊室怪现象4："怕什么来什么现象"

看过这两个故事，有人会发现，似乎越是当急诊设备发生故障、越是当急诊用品丢失时，就越来危重病人。

确实如此，我把这一怪现象称为"怕什么来什么现象"。

这个现象的意义是：它告诉急诊医生，要依赖抢救用品的最佳备用状态，不要依赖侥幸。

当然设备的检查与维护是护士的职责，但是不要完全依赖她们，因为谁都会有疏忽的时候。在急诊室里，一件事有两个人关心，比只有一个人关心要好。

我在第六章说过，切实保障病人生命安全，是急诊工作的第一要务；而现在我要说，班前检查抢救用品，是保障病人生命安全的第一要务。

第二节　注意"交接班"

交接班时有一对矛盾：一方面是医生该换人了，另一方面，病人的诊治却不能中断。这是急诊室的一个特点。初学者如果不知道，就容易出事，请看实战篇第四章第三节的【病例12】。

请大家注意：**交接班是容易出事故的时候！**

比如：在你来接班时，一个病人尚未接诊，你却以为已经接诊了。一个病人尚未处置，你却以为已经处置了。一个正在抢救或正在急诊室里观察治疗的病人，你没有向上班医生问清都做了什么处置，给了什么治疗，现在的输液瓶里有什么药。在内、外科共用诊室时，你可能会把一个候诊的内科病人当作外科病人而不予理睬。

以上这些情况在没有家属陪伴而病人又因为病情沉重而不能自言时，最容易发生差错和事故。在这方面，你要注意两种人：

1.现有的人　一定要搞清楚急诊室里现有的这些人都是些什么人，都接诊过没有。没有接诊的马上接诊；已经接诊的，要问清诊断和处置；正在抢救的，要问清已经做过哪些治疗，现在的输液瓶里有什么药。如果是内、外科共用诊室，一定要问清是内科病人还是外科病人。

2.出去还没回来的人　你还要问问，有没有正在辅助科室做辅助检查的病人。

第三节　注意"留观"和"留治"

急诊室工作还有一个特点，那就是有大量的病人需要留院观察和治疗。

于是判断哪些病人需要留观和留治，就成了急诊室的一项重要工作。这项工作弄不好，容易出事。比如把该留观的病人放走，以至病人不明不白地死在家中，甚至倒毙于街头巷尾。所以"该留的没留"是留观工作最容易发生的错误。

哪些病人需要留观和留治?

1.病情危重，需要住院，但是因无床或交不起押金而不能住院者。

2.诊断不明但病情较重者。

3.诊断明确，病情不十分严重，但是治疗不便于在家进行，而如果在观察室治疗估计短时间可明显好转者。

积极动员留观和留治

在上述三种人中，第一和第二种人一定要积极动员留观、留治。动员时要说明病情、晓以利害；态度要坚决，一次不行，反复动员，不要轻易放走。他们中最容易出事的是循环和呼吸系统病人，比如心肌梗死病人，这种病人一旦放走，后果不堪设想。

第四节　注意"住院"

危险病人的最佳归宿，永远都是病房（包括 ICU）。所以，收留危险病人住院，是急诊室医生的一个重要工作。

哪些病人应该住院呢?

1.病情危险。

2.诊断清楚。

3.耐受转运。

对这些病人，不仅要积极努力动员他们住院，还要千方百计帮助他们住院，务使他们都能尽早到达他们的最佳归宿。

收留住院好则好矣，但有时会出事，甚至病人会死在途中！所以要注意防范。

防范的方法，与在观察室收留病人住院一样，请看第十章第五节的"离观四原则"。

第五节　注意"诊室忍者"

急诊有一个很不好的现象：

闹者得医，忍者猝死！

一个医生**不仅要知病，还要知人**；只知病，不知人，不是好医生。

人与人大不一样：有的小病大闹，到了急诊室不管前面有多少人正在候诊，也闹着让医生先给他/她看，我称之为**"诊室闹者"**。

有的小病小忍，大病大忍；在家里忍，到了急诊室不管自己病情多重也不要求先给自己看，继续忍着，我称之为**"诊室忍者"**。

结果，急诊室里有时就会出现极不公正又极其悲惨的现象：闹者得医，忍者猝死！

这一点初学者一定要记住！

不要只顾拥挤在你诊桌前面的这些"闹者"，对那些远远地坐在候诊椅上或站在候诊椅旁的那些沉默的、不动声色的、十分克制和十分自尊的"忍者"，你要警惕，其中可能有人已经千钧一发了！

这些"忍者"除了生性比常人更自尊自爱之外，他们常常还是一些不愿意拖累别人、不愿意拖累社会的好人，对于这些人，我们当急诊医生的要给予他们比常人更多的关爱。

而且你还要知道，这些"忍者"不仅在急诊室里能忍，在家里也能忍（实战篇第三章的【病例6】、【病例7】、【病例8】、【病例10】和〖故事5〗），他们可能已经在家里忍了很长时间才来的，所以他们现在很可能已经山穷水尽、千钧一发了。因此，在你的脑子里就应该有这样一个认识：

忍者即迟者，迟者即危者！

在我长达五十余年的医生生涯中，我目睹过多起"忍者恶化"甚至"忍者猝死"的悲惨事件，至今想起来，还历历在目，令人扼腕！

当然，在急诊室猝死的病例中，有一部分是"迟者"，即到院就医太迟，这没有我们的责任；但是有一部分就是这些"忍者"，他们在家忍与我们无关，可是他们在急诊室里还忍，一旦死了，我们会内疚，甚至会内疚一生。

怎么对待"诊室忍者"

第一，要"三快"。我在这里说的不是对"忍者"要"三快"，而是对每一个病人都要"快接、快诊、快处置"，以便尽量缩短他后面病人的候诊时间，力争"零候诊"。这样，当"忍者"到达时，他就无需再忍了。

第二，在你诊治一个病人时，还要注意那些候诊的病人。神色不对的、形迹不好的，要马上放下手里的病人，过去看看问问；有危险的，马上接诊。

有的青年急诊医生看到这里会抱怨：急诊工作如果这样干的话，那也太难干了——又得看着面前的，又得顾着候诊的；既要应付着闹的，又得照顾着忍的！

确实如此。但是你要知道，这是急诊医生的"难点"，但还是急诊医生的"亮点"呢！

为什么说它还是急诊医生的"亮点"呢？

急诊医生的"亮点"

急诊有一个特点，那就是面对着这"到处都在呻吟，到处都在呼救"的场面，我们的急诊资源总是不足。你是急诊的主持者，你是这有限资源的分配者，你怎么办呢？

你可以说，我太忙了，我管不了这事，让他们自己去抢吧，谁抢着了就是谁的；我管了，管不好，倒挨骂。

当然你这样做，你不会有什么"亮点"，病人会骂你滑头，骂你不负责任。但是你秉公执医，力排众议，把这点儿有限的急诊资源及时地给予那些最需要的急症病人，就能使你的人格和医格闪光。这就是急诊医生的"亮点"。而且这个"亮点"会长久地照耀着病人的心灵，也会长久地照耀着你自己的心灵。

请看：

病例15 忍者的"阿斯"

急诊室。病人真多，我"快接、快诊、快处置"，可诊室里还是一屋子人。我正在诊察着一个病人，就见一个瘦小的老头儿挤了进来，进来就在候诊长椅上挤着坐了下来。

我继续诊察着我面前的这个病人，同时用眼角的余光注意着那个老者。老者不动声色，在两边人紧紧的"挟持"之下安安静静地坐在长椅上。我看完了这个病人之后，赶紧看下一个。其间我又看了看那个老者，不过这一次我不是用眼角的余光，而是转过头看的。

这一看可不好，只见老人脸色不好，满脸汗水，眼睛半睁半闭，身子如果没有左右两个人的"挟持"似乎就要倒向一侧或从长椅上溜到地上了。

我赶紧停下诊察，问老人哪不舒服。老人说胃疼，刚才吐了。

胃疼伴呕吐，很多急症皆有此症。但是根据"危险病在先原则"（第三章第四节），我立即"想到"了急性心肌梗死。

于是我放下了刚接诊的这个病人，马上接诊这个老人。我不再询问现病史，也不做其他检查，"单刀直入"（第十二章第四节）先做心电图，立即扶老人上床。这时我发现老人的裤子湿了——尿失禁——生命垂危！

心电图显示：窦性心动过缓，急性下壁心肌梗死！

立即用平车把老人推入抢救室。虽然没有家属，我也立即把急性心肌梗死的"急诊室处置"（实战篇第三章第八节）中的"七项一般处置"（卧床、吸氧、肌注吗啡、舌下含服硝酸甘油、口服阿司匹林、心电监护、开放静脉通道）全都给了他，而且一俟静脉开通，就开始输入抗心梗药物。这些药都是我从药房打欠条借来的。

在做心电图和移入抢救室时，我才补问了现病史——发病经过。

老人刚才在街上行走时突然跌倒且失去知觉。少顷，老人苏醒。街上行人如织，但无一人理睬，老人只得躺在街上，其间呕吐了几次。直到呕吐停止，体力稍微恢复，才挣扎着爬起来，又挣扎着来到医院。

这是"阿-斯综合征"啊！

"你自己爬起来的？自己上医院来的？怎么不叫家里来人呢？"

"家里没人哪。"

"大娘呢？"

"早没了。"

"儿女呢？"

"都忙，不愿意麻烦他们。"

这时老人的情况明显好转，大汗消失，胸痛减轻。老人躺在抢救床上向我连连称谢。

老人后来的治疗很顺利。出院后专程前来道谢，以后经常找我看病，后来还成了忘年交，他说他认识了我这个医生，觉得心里亮堂了。

老人不幸，中年丧妻；有子女，但都不在身边；病倒街头，无人救助；自己挣扎着来到医院，却还要恪守"先来后到"的公共场所守则，还要遵守医院制定的制度，默默忍受病痛，不知死之将至。他是这本书里第一位可敬的"忍者"。

而我敏锐地发现了他，并把他的需求，很可能是他今生对社会的最后一个需求，立即给了他，这就是我，一个急诊医生的"亮点"。这个"亮点"照亮了老人的心灵，在以后的岁月里也照亮了我自己的心灵。

发出美丽亮光的蜡炬

这个"亮点"会长久地照耀着我们医生自己的心灵吗？

会。心灵常在暗处，所以它最需要光明。

当我们天天为一己私利暗中盘算时，心灵习惯了黑暗；但是心灵由于是人的心灵，它就还需要光明。所以当你为一个不幸罹难的可怜人主持了一次公正，就像是在黑暗中划燃了一根火柴、点亮了一根蜡炬；所不同的是，这根发出美丽亮光的蜡炬永不熄灭，它会照耀你终生。

人总在前行，可当你蓦然回首，看到在你走过的这条漫长、崎岖而又幽暗的道路上点燃着一根根发出美丽亮光的蜡炬，而不是只散落着你"熙熙攘攘"的、"皆为利来"和"皆为利往"（《史记·货殖列传序》）的肮脏足迹，你的感受是截然不同的——你会感到自己不虚此行，甚至不虚此生。

第六节　注意"诊室孤者"

急症病人一般都有人陪伴，重病人甚至会有一大帮人护送。对这种有人陪伴护送的病人，你不敢怠慢。

敢怠慢的，是那些孤身一人的病人，我称之为"诊室孤者"。而这些"诊室孤者"，常常就是危险性急症，这些人更需要你快接、快诊、快处置。

而且不仅需要你的快捷，还需要你的关心、照顾和扶助。因为**孤身一人的危重病人，是最需要援手的病人**，他们在上、下诊床，在去做辅助检查，在去交款取药，在上观察室时，都有困难。而这些困难你不帮他解决，你的快接、快诊、快处置就难以落实，以致病情恶化，甚至还会猝死呢！

对"诊室孤者"一定要伸出援手！

上一节【病例15】的那位"忍者"，同时就是一个"孤者"。下面第十节中我将要讲的一个病人，也是一个"孤者"。此外，本书的很多病例和故事里的病人，也都是可怜的"孤者"，你们要留意看看我是怎么对待他们的。

第七节　注意"外地人"

轻贱外地人，古已有之："物离乡贵，人离乡贱。"（《名贤集》）

在古代，交通和通讯不发达，人们都囿于一个个小圈子，比如同乡圈、同族圈、同事圈、熟人圈、同学圈和朋友圈。这些小圈子里的人们，我称之为"圈子人"。这些人虽然都微不足道，但一见外人进入，就自视很高了，于是就欺生、排生、贱生。

所以一个外地人很容易被当地人轻贱。而如果一个外地人病了，来到医院就诊，那他就容易遭当地医生轻贱。因为很多医生也是"圈子人"。

但是医生不能轻贱病人，因为你一轻贱他，你的"检诊治"就会马虎；而一马虎就容易误诊误治。所以对病人要一视同仁。

不仅如此，对外地人，还要高看一眼，重看一眼。因为他们人地两生，如果又没有家人在侧，在"检诊治"上会有很多困难需要我们帮助。

实战篇第十四章第二节【病例56】就是一个孤身的外地人。你们看看我是怎么对待他的。

在那个病例里，我还讲了我国一位著名的年轻科学家，在外地出差时，发病仅仅 18 小时就猝死了。

我们已经是医生了，不是凡夫俗子了，我们应该超然于那些我们身边的平庸的小圈子。

医生不应该是"圈子人"，

医生应该是"社会人"，

是"人类人"。

第八节　注意"夜晚"

在医院里，"夜晚"是最容易出事的时候：出意外，出事故，出纠纷，出暴力袭击。对此，要注意三种人：

1. 病人容易出事！病情常常在夜晚恶化，危险性急症和猝死常常在夜晚发生。因此危险性急症病人会集中在夜晚光临我们急诊室。

2. 闲人容易出事！仅仅是这一系列的危险性急症病人，就够我们一呛了；可是更严重的是，还有一系列的危险性社会闲散人物，也会集中在夜晚光临我们急诊室。这些人物包括：

寻衅的，滋事的，夜不归宿的，夜不能寐的，夏天来乘凉的，冬天来取暖的，穷极无聊来看热闹、看哈哈儿的（从别人的困苦之中得到乐趣），来起哄的，来架秧子的（鼓动不明事理的人闹事），以及耍酒疯的和毒瘾难耐的，等等。

这些人，本来就不遵纪守法，到了我们急诊室，就更敢肆意妄为，因为夜晚这里只有一个文弱的小医生和一个可欺的小护士。

3. 我们自己容易出事！急诊高峰时，病人"堵门塞户""里三层外三层"，你会因为体力不支、精力不支和心烦意乱，而或敷衍、或搪塞、或判断失误、或决策失误、或操作失误、或态度不好，最终容易弄出个医患纠纷，甚至医疗事故。

病人好不容易没了，可你又困了，于是就去找个地方睡一觉；或者赶巧你白天睡了一个好觉，你不困，于是就到你感兴趣的地方去走走、看看、聊聊：这些都是"脱岗"，也容易弄出个医患纠纷，甚至医疗事故。

有了疑难，应该请示上级医生，但上级医生已经睡了，不好打扰，于是就不请示了，结果酿成大错。

你睡了，来了病人，护士为了让你多睡会儿，就自作主张打发病人先去做辅助检查，结果延误了抢救。

所以干我们急诊这一行，你得注意"夜晚"，**注意被夜色所笼罩着和掩盖着的那一切危险。**

第九节　注意"雨雪"

雨天、雪天，尤其是雨夜、雪夜，那可正是我们休息的好时间哪，因为病人都被雨雪阻隔在家里了，急诊室里常常是空无一人，赶紧找个地方大铺大盖地睡一觉吧。

可是我要警告你：雨雪之夜，病人不来则已，一来可就是危重的，甚至一进门就得抢救！

这种情况老急诊医生都知道，请看实战篇第三章第九节的【病例6】。

雨雪之夜的不速之客有两类：一类是一发病就十分危急，别说下雨、下雪，就是"下刀子"，其家人也会十万火急、不避矢石地把他给你弄来。另一类是发病之初不危急，可是在家等雨停、雪停等久了，病情恶化，其家人也会十万火急、不避矢石地把他给你弄来。

而你此时还不知道在哪睡大觉呢。等把你找出来，病人死了，那你就吃不了兜着走吧，甚至其家人还会对你群起施暴呢！

当然，此时你会辩解，说他可能在道上就已经死了。

可是其家人会坚称：没有！进来时还是活的，就是找你时死的！

你可怎么办哪？

第十节　注意"门外"

哎哟，急诊室门里的这些人和事已经够我们一呛了，急诊室门外的人和事我们也得负责吗？

当然。如果病人就在你的急诊室门外不远出了事，你也有责任。

那么急诊病人在急诊室门外会出什么事呢？

什么事都可能发生。因为急诊是非常的诊疗工作，是高意外的诊疗工作。还没有就诊的，或已经诊治过的，或出去做辅助检查的，或出去做辅助检查返回的病人，甚至其他科室的病人，有时都会莫名其妙地在你的门外出事。请看：

故事27 门外汉

那天病人太多，把诊室的门都挡住了。等到人少了一点儿，我发现门外的候诊椅上躺着一个人。这在医院很常见，我没有在意，而且很快，诊室的门又被病人挡住了。待病人一少，我发现那个人还躺在那，如是者三，算来起码有两个小时了。

我觉得不对，就出去看。

这是一个四十多岁的汉子，皮肤黝黑，脸和手都很脏，衣服也很脏，像个工地上的苦力。他闭着眼平躺着，我想到了心脏骤停，但是他的体位是自动体位，所以不是。他脸上有挫伤，莫不是外科病人？而且外科诊室就在旁边。我问他：

"你看了吗？"

"看了。"

"看了怎么还躺着呢？"

"他不给我治。"

"你怎么不好？"

"头痛。"

在问答过程中，他始终闭着眼，而且不多说一个字，这是意识有问题呀！

我忙到外科诊室去问。值班的是一个刚毕业不久的医生，见我多管闲事，面露不悦，说是烫伤，处理不了，已经让他转院了。

"话不投机半句多"，我没再问，马上出来了。

烫伤怎么会头痛呢？

脸上有挫伤，意识又有问题（初观，第十二章第二节），我"想到"了颅脑损伤（初断，同上）。

我让他到了我的诊室。其间我发现他的步态有点儿蹒跚。他就座后，我开始问他现病史。

我请大家注意，现病史对诊断极有帮助。但是急诊医生有一个毛病——"只顾眼前，忽略经过"（第三章第十二节），即只注意症状和体征，不注意现病史。

我通过"初观"，已经有了"颅脑损伤"的"初断"，所以我就采取了"单刀直入式的问诊"（第十二章第三节）询问有无头部受伤史。

非常遗憾，回答含糊不清，有时还答非所问，一会儿说锅炉房怎么了，一会儿又说怎么烫了，好像是想掩盖什么，这是意识模糊（confusion）啊！

而且不久就眼神迷离，扭头直往诊床上看。我知道他是想要躺着（要理解病人，要知道病人潜在的需求），这是嗜睡（somnolence）呀！

于是我立即结束了问诊（其实再问也问不出什么了），扶他上床，开始查体。

由于经过"初观"，我已经有了"颅脑损伤"的"初断"，所以我的查体也"单刀直入"，只做了一项检查：

我让他仰面平躺，待他躺好之后，我右手平放在他胸前向下压，左手伸进他的枕部之下试着抬他的头——抬不起来。

这是"颈项强直"！

这是"脑膜刺激征"！！

这是"颅脑损伤"啊！！！

果然，脑 CT 显示：颅骨骨折，蛛网膜下腔出血，脑挫伤。

显然，此人不仅皮肤受过烫伤，头部还受过重创。

这是工伤吗？

如是，为什么没有雇主和工友陪伴？

这是他伤吗？

如是，为什么他不报警？

总之，他的伤因不清，而且可疑。这个，我们在此不探讨，也探讨不了。因为我后来报了警，警察来看了看，就走了，好像我又是多管闲事或小题大做。

我讲这个故事，只是要告诉大家：急诊医生能挣的钱不多，该管的事不少；急诊室门外的事，也得管；不管，出了事，你也有责任！

设若此人在门外再躺两个小时，躺出了脑疝，躺出了呼吸心跳骤停，追究下来，我能没责任吗？

当然，古语说："富在深山有远亲，穷在闹市无人问。"又说："物离乡贵，人离乡贱。"（《名贤集》）他穷成这样，孤成这样，又远离家乡，很可能不会有人为他追究我的责任；但是即便无人为他追究，我自己不内疚吗？

内疚是良心处分，是如影随形、伴你一生、永不撤销的处分！

上面这个病人只是一个被别的医生拒之门外的病人。除此之外，还会有各种各样的病人在你的门外发生各种各样的意外。这些病人如果是你接诊的，根据"首诊责任制"，这个意外你有责任；如果不是你接诊的，你离他最近，救他，你责无旁贷。

他们发生意外的具体情况不可备述，但有一条相同，那就是他们"形迹异常"。

所以，**对于门外那些"形迹异常"的人，你要警惕！**

至此，十项注意都讲完了。

解放军有一首军歌，里面唱到："革命军人个个要牢记：三大纪律，八项注意。"

我们急诊也是一个"军队"，一个诊疗的特种部队，如果我们也有军歌的话，我们的军歌应该是：

急诊医生个个要牢记：

三快工作，十项注意。

当然，你们以后会发现除了这十项之外，还有一些事情也需要注意。那很好，注意事项，多多益善。

急诊的基本理念、学习方法和工作方法都讲完了。它们是本书的核心，对你们的一生都至关重要。但是，你不要认为有了这些东西就足够了。

因为你是一个人，而"人是需要有一点精神的。"何况你还不是一般的人，你是给一个突发急症的、正在痛苦万分、甚至命悬一线的人诊病治病的人，你除了要有以上那些东西以外，你还要有很多精神呢！

哪些精神呢？

且听下编分解。

第四编　急诊人文

急诊人文，就是急诊医生应该具有的一些精神。这些精神，我以前讲过一些，比如急人之危，急人之痛，救人危难，关心人民疾苦。现在我再讲几个。

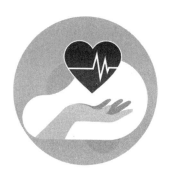

人文精神　引导　医学创新　○

第十七章　人文精神

人文精神是急诊医生最基本的一种精神。

说其"最基本"，是说急诊医生应该具备的很多精神，其实都起源于人文精神。然而在医务界和在医学生中，却存在着"重科技而轻人文"的倾向。这很不好，因为科技失去人文，将不能很好地造福人类，甚至还会危害人类。

第一节　人文精神

科学技术活动的宗旨，是给人类带来幸福和尊严。所以一切科技工作者都应该时刻不忘这个宗旨。而要时刻不忘这个宗旨，就必须具有人文精神。

"人文精神"是一种意识：

具有这种意识的科技工作者知道，科学技术只有在"人文之光"的照耀之下，才能造福人类。因此他们在工作中会自觉地、主动地、充分地理解人、关心人和爱护人。

具有这种意识的科技工作者还知道，科学技术只有在"人文之锁"的约束之中，才不危害人类。因此他们在工作中会谨小慎微，务使自己的工作不危害人。

一切科技工作者都应该努力养成自己的人文精神，而医务工作者尤其如此。因为医学是直接保护人类生命和健康的科学，在医学高科技化的今天和超高科技化的明天，医学的善用，最能直接造福人类。

然而医学又是直接作用于人体、侵入人体、干扰人体，甚至干扰人精神的科学，在医学高科技化的今天和超高科技化的明天，医学的滥用，甚至哪怕是不恰当的使用，都会前所未有地危害人类。

尤其需要指出的是，在急诊工作中，尤其是在急诊抢救中，病人完全丧失自我保护的能力，病人家属也会被病情吓倒而完全听任我们的种种检查和种种治疗，这时最容易发生医学的滥用！

第二节　冷漠的医生

由于不重视人文科学，我们就有了一些"高科技低人文"的医生。

"高科技低人文"的医生是个什么样子呢？

首先，他冷漠。

人文精神说到底，就是关爱他人。一个关爱他人的人当了急诊医生，他自然会深切地关心病人的种种利益和种种需求，并想方设法为病人去挣得这些利益和满足这些需求，他会让病人和其家人如沐春风，病家称之为"温暖"。而一个只爱自己的人当了急诊医生，则相反，他会让病人和其家人如坠冰水，病家称之为"冷漠"。

第三节　可怕的医生

然而"冷漠"还只是给病家的一种不良感受而已，可怕的是"冷漠"还会使诊治马马虎虎、敷衍了事而造成误诊和误治；此外，还会发生医学的滥用和误用。这样的医生就不是冷漠的医生，而是可怕的医生了。至于近年来我国发生的那几起非常隐秘、又非常成功的医生投毒杀人案，那就是令人发指了！

第四节　赶快补课！

大家即将走向病床、走向病人。在未来的日子里，你是让病人感到冷漠、不安和可怕，还是让病人感到温暖、亲切和安全？

一个出类拔萃的医生有两个标准：

一是高超的医学技术。

二是高尚的人文精神。

在过去的日子里，如果你忽视了人文精神，那就赶快补课吧。

第五节　人文精神引导医学创新

而且还要指出：人文精神不仅能够使你变成一个让病人感到温暖、亲切和安全的好医生，它还能使你成为在医学上有大建树的杰出人物呢。也就是说，人文精神能够引导你的医学创新。

医生的人生精神说到底，是关心患者疾苦，珍惜患者生命，而你关心患者疾苦，珍惜患者生命，你就会看到我们的医学在哪些地方还存在问题，在哪些地方还需要创新。

人文精神实在是我们医学创新的指路明灯！

批判是创新之母 ○

第十八章　批判精神

急诊医学需要不断创新，而创新就需要批判。

第一节　批判是"创新之母"

医学的每一次进步都是有人发现了旧事物中的缺陷、空白、错误或问题，然后加以弥补、填充、纠正和解决而实现的。这个发现缺陷、空白、错误或问题的思维过程就是"批判"。

而在"批判"中，他们常常就能初步找到弥补缺陷、填补空白、纠正错误和解决问题的方向。然后继续研究下去，最终做出了"创新"。

由此观之，批判就是一个承前启后的过程：对于学习而言，批判是学习的发展和升华；对于创新而言，批判是创新之母。

所以，我们就应该把"批判是创新之母"明确地、响亮地提出来。

应该说，对于一个医学生，把主要的精力放在学习上，即放在阅读、理解和记忆前人留下的既有知识上是对的。但是当你从学校步入医院之后，这样就不对了。

你应该知道，从你步入医院那天起，除了工作和学习之外，你又有了一项全新的、更引人入胜的、更有社会意义的、也更能显示你非凡才华的职责，那就是"创新"。

但是你还应该知道，最终你可能一无创新！

第二节　为什么没有创新

人生在世，生活琐事太多了！人有多少时间？在生活琐事上花费时间过多，必然没有时间去创新。

何况生活琐事还不仅仅挤占你的时间，生活琐事还能窒息你的科学灵性呢！因为创新需要灵性，而人的科学创新的灵性，只有在科学的心境之中才可能产生。如果柴米油盐酱醋茶，老婆孩子房子车，这些俗事俗物想多了，还能有什么科学灵性呢？

时间被挤占了，灵性被窒息了，可不就没有创新了吗？

第三节　批判精神

既然"批判是创新之母"，那么"批判的精神"就成为了继"人文精神"之后，又一个重要的精神。

"批判精神"是一种意识：

具有这种意识的人，面对医学既有的知识，不是只知理解、记忆和遵从；而是知道在理解、记忆和遵从之外，还要剖析它，看看它有没有缺陷、空白，它是否正确，有多少正确、多少不正确，它还有哪些问题没有解释或没有解释清楚。而且具有这种意识的人还知道，抓住上述这些东西深入研究，就能创新。

医学有两种状态：

一是稳定的状态，即医学中的很多东西会长期不变；这种状态要求医生遵从既有的知识。

二是更新的状态，即医学中的一些东西，有时需要更新，甚至需要革命；这种状态要求医生对既有的知识不断地批判，不断地创新。

理解、记忆和遵从，是医学的枝条；"创新"，是枝条上的"新叶"；而"批判"，则是"新叶"得以萌发的"生长点"。

因此，"批判精神"是医生的一种最高级的素质。

因此，你想成为一个最高级的医生，即一个有创新的医生，那就得有"批判精神"。

第四节　批判精神的养成

我怎么才能有"批判精神"呢？

请注意：精神这个东西，你"刻意追求"，反而求之不得；精神需要慢慢养成，要从自己个人的思想修养入手。因为"批判精神"是一种极其珍稀的"精神植物"，它只有在一块高尚的、纯净的、知识丰富的"心田"里，经过耕耘，才能萌芽，才能生长。

怎么耕耘呢？

这么耕耘：

"批判"始于理想

一切美好的发明创造，都源于美好的理想。一个人只有怀抱着美好的理想，才能发现现实的不美好，才会设法使现实变得美好。所以要保护好你心中的美好理想，哪怕是你儿时的那些天真的理想，注意别让它们被金钱的迷梦和世俗的生活所毁灭。

"批判"始于思考

孟子说："思则得之，不思则不得也。"（《孟子·告子章句上》）强调了思维的重要。"批判"也是一种思维，而且是一种高级的思维。所以只有勤于思考的人，才能"批判"。可是思考又是一种艰苦的劳动，而且思考又常常并不一定能给思考者带来什么物质利益，所以很多人就懒于思考了。

"批判"始于独立思考

"批判"是一种独立的思维活动，这种活动只遵从于批判者自己的信念。而盲从、屈从和谄媚，则是这种思维活动的大忌。

"批判"始于怀疑

"怀疑一切"是马克思的座右铭，也应该是一切真正的知识分子的座右铭，它是发现问题的前提。如果你对一切既有的科学技术都"奉为圭臬"，那你就什么也发现不了。

"批判"始于忧患

现在人们在谈论"素质教育"时，常常会谈起"忧患意识"的培养。其实忧患不是一种意识，也不是教师能够刻意培养出来的。忧患其实是责任心与学识的集合。一个睿智而又有社会良知和社会责任心的人，他自然会密切地和警觉地注意着人类社会。这样的人，自然能够发现问题。

"批判"始于实践

不要想入非非，不要胡思乱想，首先要当一个好的工作者，要努力做好每一项工作。在此之中，你就会慢慢发现问题，发现现有的事物之中有些东西阻碍你去实现你的美好追求。好！抓住它们！这就是"批判"的开始。

第五节　批判的规则

"批判"既是科学技术创新的必经阶段，又是对别人的科学技术成果部分的，甚至有时是全部的否定。所以，"批判"历来就存在着三个问题，一是不让批判，二是不敢批判，三是批判不当。为了解决这三个问题，"批判"就必须有它的规则。这些规则是：

1. 允许任何人指出任何既有的科学技术中存在的缺陷、空白、错误和问题。

2. 只允许批判学术，不允许攻击人身。

3. 只允许以理服人，不允许以势压人。

4. 允许反批判。

第六节　批判的实例

至此，有人会说：关于"批判"你已经讲了不少了，可否举几个批判的实例呢？

可以。在实战篇第一章讲心脏骤停时，我将指出《美国心脏协会心肺复苏和心血管急救指南 2000》所存在的错误和缺陷，那就是批判的实例。希望大家好好看看那一章。

此外，在第二十二章第四节我将要讲到"抢救用品的应急管理法"。这个管理法的研究报告中的第二部分"既往管理法的缺陷"，也是一个批判的实例，希望大家到网络上找到这个研究报告看看。

抢救用品我们每天都使用，它的管理我们司空见惯，可是有了批判精神，我们就发现它还存在这么多缺陷！不过这还只是一个小小的抢救用品，那么大到我们所供职的这个急诊部，它是不是会有更多的缺陷呢？

本来我要专门写一章探讨这个问题，但限于篇幅，只好留待第三版了。

创新是令人神往的。

你想创新吗？

那就快拿起批判这个武器吧！

实践　重于书本 ○

第十九章　实践精神

　　在这本书里，我反复强调了一个观点，那就是对于医生来说，实践重于书本。现在我把这个观点再集中讲一讲。在开讲之前，请先预习一下实战篇的第十六章和第十七章。在那两章，我讲了在内科急诊室里是怎么发现输卵管妊娠破裂和急性青光眼的。

第一节　死　书

　　"生育期，急腹痛，贫血貌"（实战篇第十六章）——用以发现输卵管妊娠破裂。

　　"头疼，呕吐，看眼睛"（实战篇第十七章）——用以发现急性青光眼。

　　在任何一本产科学和眼科学教科书里，你都找不到这两个语句。但这两个语句却是我在急诊室发现这两个急症的法宝。而且凡是在内科急诊室里运用过它们的人，都说它们无往不胜。

　　为什么一个普通的临床医生有的，教科书里却没有呢？

　　因为教科书只讲述了一个疾病的概貌，这个概貌是由一系列的概念组成的。也就是说，你看了书，仅仅知道了一些概念的文字符号。而你面对的病人的身上，这些概念的文字符号却一个也没有写着，所以你还是看不了病。这些充满概念的教科书如果不与临床实践结合，帮不了你什么忙，放在那里就是一本死书。

第二节　活　书

　　我在大学里就学了输卵管妊娠破裂，进入急诊室时，这个病的诊断我还都记得。但是遇到病人，别说诊断，我都没有想到这个病。于是我知道我必须有一本活书，这本活书能告诉我怎么看病，而且这本书需要我自己写。在遇到了几例这种病人之后，我就发现了以下这些现象：

　　第一，输卵管妊娠破裂的病人常常误入内科急诊室。

第二，内科急诊医生对这个病的警惕性不高。

第三，内科急诊医生在内科急诊室这样一个特定工作环境中，偶遇产科病人，很容易想不到这个病，因而极易误诊、漏诊。

怎么才能"想到"这个病呢？

于是我就反复分析了这个病的全部症状和体征。最后从中挑选出"生育期，急腹痛，贫血貌"这三条，作为输卵管妊娠破裂的警报。然后凡是遇到符合这三条的妇女，都要先看看是不是输卵管妊娠破裂。这样就能够确保不误诊、不漏诊。

这就是活书。

第三节　实践精神

这本活书是从哪里来的？

从临床实践来的。长期以来，我们一直在学校里读书，一直习惯地认为读书是主要的。可是现在你在医院里了，你要知道，从今以后，读书不是主要的了。我在第七章第四节里讲过，**实践是主要的，看书为实践服务**，现在我要加一句：**书是从实践里产生出来的**。

谁能最先认识到这一点，谁才可望成为同辈中的佼佼者。

至此，我们就接触到了急诊医生必须具备的第三个精神——实践精神。

"实践精神"是一种意识：

具有这种意识的急诊医生知道，实践，救死扶伤的实践和批判创新的实践，是自己主要的，甚至是唯一的生活内容和奋斗目标。

具有这种意识的急诊医生还知道，实践能够使书本知识变成自己真实的急诊工作能力，甚至实践还能够产生新的急诊理论、知识和技术。

所以富于"实践精神"的急诊医生，就会勤于救死扶伤和善于批判创新。

第四节　最能显示你才华的东西

年轻医生们，你们已经开始临床工作了。你要知道，最引人入胜、最光辉夺目、最能显示你才华的东西，就隐藏在你日常的临床工作之中。

这个东西是什么呢？

就是问题，就是别人未曾发现、未曾解决、正在威胁着人类的生命和健康、正在给病人和其家人带来无尽痛苦的问题。

请把你头脑中最富于人文精神和最富于探索灵性的那一部分，投向这些问题吧！

这些问题未得解决时，它"痛苦"着病人，也"焦灼"着我们；而一旦解决，人民幸甚，我们光荣。这是些多么引人入胜，又多么激动人心的问题呀！

第五节 最壮丽的事业

一个医学生，毕了业，被分配到医院，他会羡慕那些考上研究生的，他会哀叹自己怎么当了临床医生，抱怨临床工作有什么意思！硬着头皮来到医院之后，到了病房，唉，病房有什么意思！到了门诊，唉，门诊更没意思！当上了主治医师，唉，主治医师也不过如此！一辈子就在"没意思"之中荒废了。

怎么才能不虚度此生呢？

那就是发现和解决实际问题。解决了还不行，还要使你的成果让世人周知。于是就写，写总结，写论文，写专著。这就是你的生活内容，生活目标，生活道路。

当然，在这条道路上哪怕你走到顶峰，也不会有金山银山给你享用；只是在这条道路上，你可以享有人类给你的最崇高、最神圣、最芬芳的花环。

这不是你的情人在你们热恋时送给你的那种花朵，这是全人类给予那些为了人类的解放而埋头苦干的志士仁人们的最高奖赏。

通向科学圣殿的道路并不是每一个人都有幸步入的。可是今天，你，医科大学毕业生，应该说已经站到了这条道路的起点之上。确实，这是一条崎岖的、充满着艰辛的生活道路，可是在它的尽头，你却可以得到无与伦比的辉煌！

每当我在图书馆宽阔明亮的大厅里看到上面所说的那些科学伟人的画像，我就想：除了这些科学伟人，在人类的历史长河中，还曾有过多少达官贵人和富商巨贾，但是他们早已化做粪土；惟独这些科学伟人，有如星辰、有如日月，永照人间！

尤其是看到李时珍的画像，我就更其感慨：

彼时医生如云，独斯人永照人间何也？

临床医生的道路是艰辛的，但又是令人神往的。有多少人梦寐以求想从事这个职业未能如愿而抱憾终生！今天你有幸站到了这条道路的起点上，这条路，你走还是不走呢？怎么走呢？

谁能高举人文主义的旗帜？ ○

第二十章　人文精神的教科书及其简要导读

急诊医生所必备的各种精神中，最重要的是人文精神。要想培养自己的人文精神，应该从文学、艺术和哲学入手。下面我向大家推荐这方面的一个书目和影剧目。

电视剧

《关于唐医生的一切》（医院故事片　中国　2022）

关于青年医生的一切的教科书。

对工作极端负责任，对同志对人民极端热忱。

对技术精益求精。

毫不利己，专门利人。

一个高尚的人，一个纯粹的人，一个有道德的人，一个脱离了低级趣味的人，一个有益于人民的人。

《亲爱的生命》（医院故事片　中国　2022）

要珍惜急诊室里的每一个生命。因为每一个生命，都是其家人的亲爱。

《谢谢你医生》（医院故事片　中国　2022）

这是急症患者给我们的答谢。因为我们急人之危、急人之痛和救人危难了。

小　说

《悲惨世界》（长篇）　法国　雨果

"贫穷使男子潦倒，饥饿使女人堕落，黑暗使儿童羸弱。"

这是怜悯的教科书。最初，医学起源于怜悯（最初是一些人对病人怜之悯之，然后这些人才探索诊与治）；而今天，要推进医学的发展、要维持医学的纯正，还需要怜悯。

《船长与大尉》（长篇）　苏联　卡维林

青年知识分子的人生教科书。它纯正而又高尚地回答了一个青年知识分子面对的几乎全部的人生问题。它的口号是"奋斗，探求，不达目的誓不罢休！"

《父亲的病》（短篇）　鲁迅

这本书告诉我们，成人的疾病会给他的孩子的心灵带来什么。所以我们不仅要救病人！还要救子女！救家庭！这本书还揭示了庸医是怎么害人的。所以我们要做良医，不当庸医。

《四签名》《巴斯克维尔猎犬》《血字的研究》（中篇）英国　柯南道尔

这三本书都是侦探小说，但是它们关于通过集腋成裘地积累知识，通过明察秋毫地观察现象，通过精当而又迅速的分析、推理和判断来解析难题，以及主角们为了委托人的委托不惜赴汤蹈火的描述，使我们都能从中得到急诊工作的借鉴。

传　记

《手术刀就是武器——白求恩大夫的故事》 加拿大　泰德·阿兰、塞德奈·戈登

这本书真实而又生动告诉了我们，这个曾经既追求医学，又追求金钱和名利，并且全都获得了巨大成功的加拿大医生，是怎么变成了一个被中国人民世代景仰的伟人。它告诉我们：人皆可以为尧舜。

报告文学

《包身工》 夏衍

怜悯的教科书。医生应该知道苦工，怜悯苦工；知道穷人，怜悯穷人。

灾难回忆录

《"泰坦尼克号"的沉没》 美国　沃尔特·劳德

危险意识和救援意识的教科书。它告诉我们，灾难发生前，要居安思危；灾难发生后，要全力救援。看这本书时，要分析哪些疏忽和错误造成了沉船和那一千多人的死难。也要分析，危险意识和救援意识是怎么使得那另外一千多人获救。最后，分析的结果要与我们的急诊工作结合，看看我们每天驾驶这条急诊之船时，有哪些疏忽和错误？要从泰坦尼克号的沉没，想到我们的医疗事故。

电　影

《白求恩——一个英雄的成长》（传记片　加拿大、中国合拍　1992）
导读见《手术刀就是武器——白求恩大夫的故事》。

《李时珍》（传记片　上海电影制片厂　1956）
批判与创新的教科书——勇敢的批判！毕生的奋斗！
"如果你非要学医，你的一生就会像这条船一样，一生都在逆流里，可还得往前进。"（影片中李时珍父亲对他说的话）

《革命医生》（传记片　匈牙利　长春电影制片厂1955年译制）
批判与创新的教科书——勇敢的批判！毕生的奋斗！

《冰海沉船》（灾难纪事片　英国　上海电影制片厂1962年译制）
导读见《"泰坦尼克号"的沉没》。

《为了六十一个阶级弟兄》（灾难纪事片　北京电影制片厂　1961）
救援意识和抢救用品管理意识的教科书。

《忠诚》（故事片　埃及　长春电影制片厂1959年译制）
人道主义的教科书。对于急诊医生来说，人道主义高于一切！

《生的权利》（故事片　墨西哥　上海电影制片厂1956年译制）
人道主义的教科书。对于急诊医生来说，人道主义高于一切！

《火红的第五乐章》（故事片　日本　上海电影制片厂1982年译制）
选择人生道路的教科书。是选择高尚，还是选择低俗？

童　话

《卖火柴的小女孩》　丹麦　安徒生
怜悯的教科书。要怜悯贫儿。

散文诗

《海燕》　苏联　高尔基
急诊精灵之歌。这勇敢的海燕，就是我们急诊医生的象征！

话　剧

《日出》　曹禺
怜悯的教科书。急诊医生要怜悯穷人，怜悯底层。

相　声

《买猴》 何迟　著　马三立　首演

"马大哈医生"的一面镜子：马马虎虎，大大咧咧，嘻嘻哈哈！这种医生常常是医疗事故的制造者，既祸害病人，也牵连同事，小心点儿这样的人吧。

哲　学

《实践论》《矛盾论》 毛泽东

逻辑学

《医学逻辑入门》 阮芳赋

纪念文章

《纪念白求恩》 毛泽东

自我修养读物

《论语》
《孟子》

限于篇幅，只能导读这些了。

急诊人文这一编到此讲完了。

年轻的医生们，你们是二十一世纪医学的主人。我在前边（第十七章第四节）讲了，新世纪出类拔萃的医生有两个标准：

高超的医学技术，

高尚的人文精神。

在激烈的同行竞争中，大家对医学技术的追求都不会放松，因此最终谁能出类拔萃，谁能有大建树，其实在很大程度上取决于：

谁能高举人文主义的旗帜。

第五编　急诊管理

　　急诊科的管理可不仅仅是科主任和护士长的事。因为急诊是一个高度集约诊疗工作，你想不出纰漏和心情愉快地在科里工作，甚至还想将来在急诊有大建树，那你就得学一点儿急诊管理。

　　急诊管理是一个很大的范畴，这里只讲两个精神。

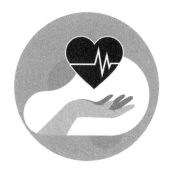

新理念引导出的新系统 ○
将使急诊发生一次革命

第二十一章　系统精神

在《现代汉语词典》中，"系统"的解释是："同类事物按一定的关系组成的整体"。但是这个解释有缺陷，那就是没有把"人"包括进去；而"人"恰恰是"系统"里最重要的一个因素。

第一节　急诊急救系统

其实"系统"，就是人们为了达到一个目的，而把为达到此目的所必不可少的所有因素（包括人），按照一定的关系组成的一个整体。

医院就是"系统"，科室就是其"子系统"。这些"系统"对我们至关重要。设若没有这些"系统"，我们能干什么呢？什么也干不了。

尤其是急诊，它对"系统"的依赖最大。一个急诊医生面对一个需要抢救的危险病人，如果没有"急诊急救系统"，在大多数情况下，只能看着病人死去。

"急诊急救系统"是由一系列急诊和急救所必不可少的人和物组成的。而且这些人和物又是按照很多复杂的既定关系彼此连接和互动的。同是这些人和物，如果组织得好、运转得好，急诊医生在其中就如鱼得水；反之，就处处掣肘。

第二节　系统精神

要组织和运转好这样一个急诊急救系统，首先需要一种"系统精神"。

"系统精神"是一种意识。具有这种意识的人知道：

第一，在人类的活动高度社会化和集约化的今天，仅凭自己，将一事无成，我需要依赖一个系统。

第二，我应该参加一个系统，并心悦诚服地遵守这个系统的管理规则。

第三，我应该不断改进现有的系统，在必要和可能时，还要进行系统创新，即创建一个新的系统。

第三节　系统创新

系统创新，有两种形态：

第一个是，在出现了新的急诊技术和设备时，以这个新的技术和设备为龙头，去创建我们新的急诊急救系统。

第二个是，不用新东西，只用身边现成的人和物，在一个新的观念的指引下，创造出一个新的急诊急救系统。

比如，白求恩二十世纪三十年代在西班牙反法西斯战场上创建的战地流动输血，就是把当时已经成熟的采血、储血和输血的技术，随处可见的汽车，以及医生、护士，用一种新的观念组成了一个"系统"。这个新观念就是："不应该等到伤员到达后方医院里才开始输血；而应该在前线，就在伤员正在流血的地方开始输血"。

白求恩的"战地流动输血"和他后来在太行山上创建的"马背外科医院"都没有什么新东西，他只创新了一个"系统"；而就是这个"系统"，使他能够救死扶伤，"活人无算"！这个"系统"，后来就发展成了今天的"MASH"（Mobile Army Surgical Hospital，陆军流动外科医院）。

无论是哪个形态，其创建的关键，都是要有高尚的人文精神，要有急人之危和急人之痛的"急诊之心"（第一章第八节）。

急诊和急救最依赖于"系统"，而随着急诊与急救医学的发展，急诊与急救将更加依赖于"系统"。因此可以预言，**能够使急诊和急救发生革命的，将不是某一新的技术和设备的出现，而是某一新急诊理念引导下的一个新"系统"的出现**。所以如果你想在急诊和急救领域里有大创新，那你在学习新技术和新设备的同时，还要研究下面这个问题：

把人、技术和设备组成怎样的一个系统，才能以最高的效率、最低的费用、最大的安全性和最佳的人文关怀来救死扶伤？

这是一个最尖端的课题，解决了它，将使你名垂医史。

"此殆天所以资将军，将军岂有意乎？"

接受管理　参加管理　创新管理 ○

第二十二章　管理精神

　　仅仅建立一个急诊急救系统还不行，它必须正常运转才能救死扶伤。而要想正常运转，就必须管理。但是管理谈何容易！

第一节　最难管理的是人

　　人是一个系统里最重要的一个元素。**管理，其实就是管人**，即一个人必须得做什么和必须不能做什么。但是人又是生而自由的，对管理就会抵触。你不能总盯着他吧，你不在，他就不干；甚至还有当面顶撞的，还有暗中鼓捣让你下课的呢。如果管理者畏于被管理者的反抗，而疏于管理，那这个系统就名存实亡。有时我们会抱怨我们的急诊科管理得糟糕，可是你们想过没有？这或多或少与人性中的抵触和"不服管"有关。

第二节　管理精神

　　在一个管理得马马虎虎、松松垮垮的急诊急救系统里，看起来我们能够偷偷懒，轻松一点儿，舒服一点儿，但是这样的系统非常容易出纠纷、出事故；一旦出了，惹上一身麻烦、惹上一身官司的，还是我们。

　　怎么办？

　　此无他，只有让"管理精神"深入我们每个人的心。

　　"管理精神"是一种意识。这个意识有三个内容：

　　第一，具有这种意识的人知道，小而言之，一个"系统"的正常运转全在于"管理"；大而言之，整个社会的正常运转也全在于"管理"。

　　第二，具有这种意识的人也知道，如果自己是管理者，就要勇于管理和善于管理；如果自己是被管理者，就要乐于接受管理者的管理。

　　第三，具有这种意识的人还知道，他应该主动地参加管理，甚至进行管理创新。

第三节　管理创新

管理创新的内容：

1. 对现有的管理法，纠正其错误，弥补其缺陷，完善其不足。

2. 为新出现的急诊技术、设备和理念，设计与其相适应的新管理法。

创新最需要一个人的灵性，所以创新是人类最高级的活动。同理，"创新管理"也是最高级的管理活动。

管理创新的注意事项：

1. 不要等待别人　你们科里的急诊管理有什么问题，你在第一线看得最清楚。能解决的你就来解决，别等待别人来给你解决，你要知道，这个问题很可能只有你看到了。解决时，要请护士参加。研究好了，要向科主任和护士长建言。这样一种活动，不仅能为你创造出一个最佳的急诊工作条件，还能因为你的"医护合作"而从中得到一个良好的医护关系，科主任和护士长也能因为你的"崭露头角"而发现你的才华、责任心和事业心，这对你今后在科里的进步非常有利。

2. 不要因循守旧　不仅要自己解决，还要马上解决。"因循守旧"是人类共有的惰性，人们发现问题之后，常常不是马上着手解决，而是拖延很久也不解决，以致我们的一些管理法竟然会如"太仓之粟，陈陈相因"几十年不变！工作部门不同，有的部门你这么久拖不变，还不至于出什么事；可我们是急诊科，那些不佳的和不安全的工作条件随时都可能使病人受害、使我们肇事，所以要马上解决。

3. 不要妄自菲薄　不要认为自己只是普通一兵，孤陋寡闻，难有创新；即使有"些许"创新，也因为"人微言轻"而不会受到重视。这叫"自卑"。不能自卑，要知道"高贵者最愚蠢，卑贱者最聪明"，在人类文明史上很多辉煌的成就都是彼时的"卑贱者"创造的。其实，恰恰是战斗在急诊急救第一线上的小医生和小护士，他们最知道现行管理法中存在什么问题，也最知道新管理法应该如何建立。

第四节　抢救用品的应急管理法

在结束这一编之前，我再向大家介绍一个管理法。这是我和我们急诊科的护士们一起研究的。它对大家学习系统精神和管理精神，以及对大家的"系统创新"和"管理创新"，都有借鉴。此外，前文说过，批判是创新之母，所以这个报告还是科学批判的一个实例。

这个管理法就是天津市卫生局第 98018 号科技成果"抢救用品的应急管理法的研究"。在网上可浏览和下载该研究报告的全文。

2001 年 8 月该管理法以论文的形式发表于《中国医院管理杂志》第 21 卷第 8 期，文题：抢救用品的应急管理法。不过研究报告中的第二部分"既往管理法的缺陷"，在《中国医院管理杂志》上发表时被删除。

本书的第一册基础篇到此就讲完了。基本理念、学习方法、工作方法、急诊人文和急诊管理都是一个学做急诊医生的人所必需的。但是只学这些还远远不够，因为这些仍然是纸上谈兵，而急诊是与死神短兵相接的实战。所以你想成为一个优秀的急诊医生，那就还得到急诊室、抢救室和观察室里那些充满着刀光剑影的急诊实战中去锤炼。

本书的第二册实战篇讲的就是这个。